普济本事方

〔宋〕许叔微◎著
芦　锰◎注释

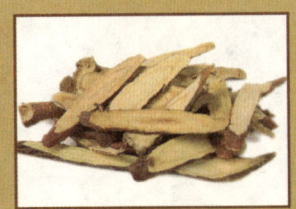
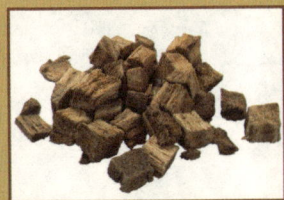
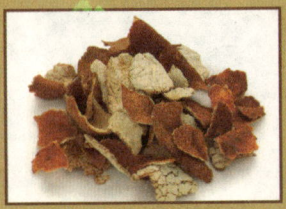

四川科学技术出版社

图书在版编目（CIP）数据

普济本事方 /（宋）许叔微著；芦锰注释 . -- 成都：四川科学技术出版社, 2025.7. -- ISBN 978-7-5727-1835-9

Ⅰ . R289.344.2

中国国家版本馆 CIP 数据核字第 2025JG6296 号

普济本事方
PUJI BENSHI FANG

著 〔宋〕许叔微　　注释 芦锰

出 品 人	程佳月
选题策划	鄢孟君　谢普
责任编辑	税萌成
营销编辑	赵 成
校　　对	胡煜馨
封面设计	李舒园
版式设计	马文红
责任出版	欧晓春
出版发行	四川科学技术出版社
地　　址	四川省成都市锦江区三色路238号新华之星A座
	邮政编码：610023　传真：028-86361756
成品尺寸	155 mm×220 mm
印　　张	10　字　数　200千
印　　刷	天津海德伟业印务有限公司
版　　次	2025年7月第1版
印　　次	2025年7月第1次印刷
定　　价	59.00元

ISBN 978-7-5727-1835-9

■ 版权所有　翻印必究 ■

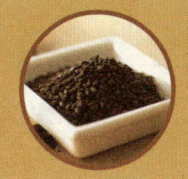

CONTENTS 目录

卷第一

中风肝胆筋骨诸风 …………………………………… 1
卷　外 ………………………………………………… 18

卷第二

心小肠脾胃病 ………………………………………… 19
肺肾经病 ……………………………………………… 24
补益虚劳方 …………………………………………… 30
头痛头晕方 …………………………………………… 33

卷第三

风寒湿痹白虎历节走注诸病 ………………………… 37
风痰停饮痰癖咳嗽 …………………………………… 43
积聚凝滞五噎膈气 …………………………………… 47

膀胱疝气小肠精漏……………………………………50
卷　外………………………………………………53

卷第四

翻胃呕吐霍乱……………………………………………54
脏腑泄滑及诸痢…………………………………………57
虚热风壅喉闭清利头目…………………………………61
肿满水气蛊胀……………………………………………64
肾脏风及足膝腰腿脚气…………………………………67
卷　外……………………………………………………72

卷第五

肠风泻血痔漏脏毒………………………………………73
衄血劳瘵吐血咯血………………………………………77
眼目头面口齿鼻舌唇耳…………………………………79
卷　外……………………………………………………86

卷第六

诸嗽虚汗消渴……………………………………………87
金疮痈疽打扑诸疮破伤风………………………………91

卷第七

诸虫飞尸鬼疰……………………………………… 97
腹胁疼痛…………………………………………… 100
杂　病……………………………………………… 103
卷　外……………………………………………… 106

卷第八

伤寒时疫（上）…………………………………… 107

卷第九

伤寒时疫（下）…………………………………… 122

卷第十

妇人诸疾…………………………………………… 137
小儿病……………………………………………… 147

凡　例

本次整理以湖南科学技术出版社2014年据日本享保二十一年（1736年）向井八三郎刻本影印出版的《普济本事方》为底本著录，并附以适当注释加以点评，帮助读者更好地理解。

一、本书采用横排简体，故原繁体字改为规范的简体字；书中异体字、俗写字统一规范，如"藏"改为"脏"、"府"改为"腑"、"差"改为"瘥"、"剉"改为"锉"；明显属于形近致误者，径直改正，如"惟"改为"唯"、"辩"改为"辨"等。

二、原书部分方名前或后连言主治，为使标题清晰，将方名部分分离或提取作为标题；主治内容则统一移至组方条文之前。

三、因原书竖排而本次出版为横排，故将方药之后、药物宜忌之前的行文方位词"右"径改为"上"。

四、前朝避讳、业已成俗者亦不改，如"丸"作"圆"。

五、书中"证""症"二字根据句意描述，将证型、类型等的描述称为"证"，将症状类的描述统称为"症"，不一一出校。

卷第一

中风肝胆筋骨诸风

真珠圆

治肝经因虚,内受风邪,卧则魂散而不守,状若惊悸。真珠圆真珠母大于常珠,形状不一。

真珠母未钻真珠也,三分,研如粉,同碾 当归洗去芦,薄切,焙干后秤 熟干地黄酒洒,九蒸九曝,焙干。各一两半 人参去芦 酸枣仁微炒,去皮,研 柏子仁各一两,研 犀角镑为细末 茯神去木 沉香 龙齿各半两

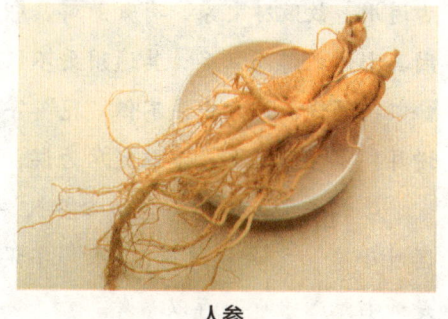

人参

上为细末,炼蜜为圆,如梧子大,辰砂为衣。每服四五十圆,金银薄荷汤下,日午夜卧服。

【点评】真珠圆,也就是真珠丸。"圆"即"丸"的意思。宋人为避宋钦宗赵桓的嫌名(同音字)讳,改"丸"为"圆"。真珠丸方作为全书第一方,选用的是丸剂,具有时代的标志性。在宋代,政府重视医药,兴办医药惠民局,贩卖成药更方便应用,故更流行丸、散剂型(在药源紧缺时期,又更流行煮散剂型)。本书中,丸药的应用数量几近散药和汤药的总数,其他宋代方书也以丸药和散药更为多见。朱震亨曾谓:《和剂局方》之为书也,可以据证检方,照方用药,不必求医,不必修制,寻赎

见成丸散，病痛便可安瘥；自宋迄今，官府守之以为法，医门传之以为业，病者恃之以立命，世人习之以成俗。"在官方药局的引导下，丸散药开始流行。

另，周学海《读医随笔》中对古医籍中"金银薄荷汤下""金银花薄荷汤下""金银箔"有考辨，辑录在此，以供读者参考。

钱仲阳《小儿直诀》方中，凉惊丸、五色丸后，有金银薄荷汤下之文。他书引此，每于金银下加"花"字。《绛雪园古方选注》真珍圆下，有金银花薄荷汤下。此方出许叔微《本事方》，原书并无"花"字，是"花"字之为妄增无疑矣。凡此等方，皆治小儿惊痫与大人痰厥诸病，金银之气，能镇肝逆，薄荷之气，辛散通络，义本昭然，于"花"何与耶？又《颅囟经》治惊牛黄丸方下有云：加金银箔五片。考"箔""薄"古通用，故败脉之象，有如悬薄，即谓宽散如帘箔之悬也。况金银箔更因其形体之薄而立名，其通用更不仅音之相近矣。

窃恐钱、许方中，不但"花"字衍文，即"荷"字亦恐后人附会妄增耳！第相沿已久，不敢定斥为误，姑论而存之。

后阅一年，得读《全幼心鉴》，书中极论金银入药之误，谓薄荷家园叶小者，名金钱薄荷，"银"字误也。此说虽异，而用意正与予同，是读书细心者也。存以参考。

今编者按：此处真珠圆方中多重镇药物，寓潜阳安魂之意。

独活汤

独活黄色如鬼眼者，去芦，洗，焙，秤　羌活去芦　防风去钗股　人参去芦　前胡去苗，净洗　细辛华阴者，去叶　五味子拣　沙参　白茯苓去皮　半夏曲　酸枣仁微炒，去皮，研　甘草各一两，炙

上为粗末。每服四大钱，水一盏半，生姜三片，乌梅半个，同煎至八分，去滓，不拘时候。

绍兴癸丑，予待次四明。有董生者，患神气不宁，每卧则魂飞扬，觉身在床而神魂离体，惊悸多魇，通夕无寐，更数医而不效，予为诊

视。询之曰："医作何病治？"董曰："众皆以为心病。"予曰："以脉言之，肝经受邪，非心病也。肝经因虚，邪气袭之，肝藏魂者也，游魂为变。平人肝不受邪，故卧则魂归于肝，神静而得寐。今肝有邪，魂不得归，是以卧则魂扬若离体也。肝主怒，故小怒则剧。"董欣然曰："前此未之闻，虽未服药，已觉沉疴去体矣，愿求药法。"予曰："公且持此说与众医议所治之方，而徐质之。"阅旬日复至，云："医遍议古今方书，无与病相对者。"故予处此二方以赠，服一月而病悉除。此方大抵以真珠母为君，龙齿佐之，真珠母入肝经为第一，龙齿与肝相类，故也。龙齿虎睛，今人例作镇心药，殊不知龙齿安魂，虎睛定魄，各言类也。东方苍龙，木也，属肝而藏魂；西方白虎，金也，属肺而藏魄。龙能变化，故魂游而不定；虎能专静，故魄止而有守。予谓治魄不宁者，宜以虎睛；治魂飞扬者，宜以龙齿。万物有成理而不失，亦在夫人达之而已。

【点评】 本方的正确服法应为："上为粗末。每服四大钱，水一盏半，生姜三片，乌梅半个，同煎至八分，去滓，不拘时候。"这就是煮散法。将药打成散末，以水、酒等送服，是为服散法；将药加工成饮片，煮汁液服用，是为汤剂法。介于两者之间的，就是将药末小煮，取药液服，是为煮散法。煮散法起源于汉晋，盛行于宋。宋代煮散法与汤剂法相比，只用少量药末，取少量水，煎药耗减至七八分（原水量的七八成）时取出服用。由于此方用水少，故以"盏"计煎药的水量是宋代煮散法的标志（唐代煮散法虽然已减少水量，但仍有数升，绝无用"盏"之例）。同时人们在煮散时常另加姜、枣等药物，但不将其计在药物总数内，也是宋代煮散法的常例。

星附散

治中风虽能言，口不㖞斜，而手足軃曳，脉虚浮而数，风中府[①]也。

---

① 府，现多用"腑"，后径直改。

盖风中脉则口眼㖞斜；风中腑则肢体废；风中藏①则性命危。凡风中腑宜汗而解。

天南星 大者　半夏 二味薄切,姜汁浸透　黑附子 炮裂,去皮脐　白附子 炮微黄　川乌 灰火炮裂,去皮尖用　白僵蚕 去丝嘴,炒　没药 别研入药　人参 去芦　白茯苓 去皮,以上各等分

上为粗末。每服二钱，水酒各一盏，同煎至八分，去滓，热服，二三服汗出差②。顷在桐庐，有人患此症，三投此药，得汗，手足能举。

二生散

治体虚有风，外受寒湿，身如在空中。

生附子 去皮脐　生天南星 各等分

上二味，㕮咀。每服四大钱，水一盏半，生姜十片，漫③火煎至八分，去滓服。戊午年，予在新安有此疾，张医博士发授此方，三服愈。

（煎不熟有大毒，令人发肿增病。）

【点评】"㕮咀"是中医常用的药物破碎之法，主要针对干植物药的破碎。金元以来，中医界人士多认为由于古代无铁器，所以只能将药物用口咬细，从而将药物碎成小块。古代破碎药物有时确实会运用咀嚼法，但咀嚼法不可能成为干药的加工方法。从出土的医药文献看，马王堆汉简、老官山汉简、武威汉简中"㕮咀"都作"父且"，"父"为"斧"古字，"且"为"俎"古字，"父且"即"斧俎"，二者会意指用斧在砧俎上砍研敲打药材，令其变得细小，这应是"父且"的本义。至南北朝，陶弘景《本草经集注·序录》云："凡汤酒膏药，旧方皆云㕮咀者，谓秤毕捣之如大豆者，又使吹去细末，此于事殊不允。药有易碎、难碎，多

---

① 藏，现多用"脏"。
② 差，同"瘥"，后径直改。
③ 应为"慢"，后径直改。

4

末、少末，秤两则不复均。今皆细切之，较略令如㕮咀者，差得无末，而粒片调和，于药力同出，无生熟也。"由此可知，在陶弘景倡导将炮制法改为"细切"之前，当时的"㕮咀"是指在药臼中捣碎。因为"㕮咀"二字后世改从口旁，金元时人望文生义地释之为"口嚼"，其说不妥。

救急稀涎散

治中风忽然昏若醉，形体昏闷，四肢不收，风涎潮于上膈，气闭不通。

猪牙皂角 四挺，肥实不蛀者，去黑皮　晋矾 光明者，一两

上细末研匀，轻者半钱，重者三字匕，温水调灌下，不大呕吐，但微微冷涎出一二升便得醒，醒次缓而调治，不可便大段，亦恐过伤人。孙兆方。

胜金圆

治中风同前证。

猪牙皂角 二两，捶碎，水一升，同生薄荷一处捣取汁，漫火熬成膏　生薄荷 半斤　瓜蒂末 一两　藜芦末 一两　朱砂 半两

上将朱砂末一分[①]，与二味末研匀，用膏子搜和圆如龙眼大，以余朱为衣，温酒化一圆，甚者二圆，以吐为度，得吐即省，不省者不可治。

《必用方》论中风无吐法，引金虎碧霞为戒。且如卒暴涎生，声如引锯，牙关紧急，气闭不行，汤药不能入，命在须臾，执以无吐法，可乎？但不当用银粉药，恐损脾坏人四肢尔。予每用此二方，每每有验。

拒风丹

治一切风。

川芎 四两　防风 去钗股者，一两半　天麻 去芦，一两　甘草 一两，炙　细

[①] 也有作"二分"。

5

辛_{去叶，三钱半}　荜拨_{半两}

上细末，炼蜜和杵，每两作一十圆，每服一粒，细嚼，荆芥汤或温酒下。寻常些小伤风，头痛鼻塞，项强筋急，皆可服。予家常合，老幼所须之药。

苏合香圆

世言气中者，虽不见于方书，然暴喜伤阳，暴怒伤阴，忧愁不意，气多厥逆，往往多得此疾，便觉涎潮昏塞，牙关紧急，若概作中风候，用药非止不相当，多致杀人。元祐庚午，母氏亲遭此祸，至今饮恨。母氏平时食素，气血羸弱，因先子捐馆忧恼，忽一日气厥，牙噤涎潮。有一里医便作中风，以大通圆三粒下之，大下数行，一夕而去，予常痛恨！每见此症，急化苏合香圆四五粒，灌之便醒，然后随其虚实寒热而调治之，无不愈者。《经》云："无故而瘖，脉不至，不治自已。"谓气暴逆也，气复则已。审如是，虽不服药亦可。

疗传尸、骨蒸、殗殜、肺痿、疰忤、鬼气、卒心痛、霍乱吐利、时气鬼魅、瘴疟、赤白暴利、瘀血月闭、痃癖丁肿、惊痫、鬼忤中人、小儿吐乳、大人狐狸等病。

苏合香油_{一两，入安息香膏内}　白术_{二两}　丁香_{二两}　朱砂_{研，水飞，二两}　木香_{二两}　白檀_{锉，二两}　薰陆香_{别研，二两}　沉香_{二两}　乌犀_{镑屑，二两}　荜拨_{二两}　安息香_{二两，别为末，用无灰酒一升熬膏}　香附_{去毛，二两}　诃藜勒_{煨，去核，二两}　龙脑_{研，一两}　麝香_{研，二两}

上为细末，入研药匀，用安息香膏并炼白蜜和剂。每服旋圆如梧桐子大，早朝取井华水，温冷任意，化服四圆，老人、小儿可服一圆，温酒化服亦得，并空心服之。去龙脑，名麝香苏合圆，治一切冷气胸膈噎塞，肠中虚鸣，宿饮不消，余证并同。

【点评】苏合香丸，唐代时称"白术丸"，宋代时称"苏合香丸"，这与宋代流行香药有关。此方以芳香药为主要成分，有芳香开窍、行气温中之功，主中风中暑、心胃气痛、寒闭昏厥之证。该方曾因组方含有一定的西域色彩，不合于中医医方配伍监制的规则而招致一些批评。但该方为"温开"类代表方，至今仍是临床急救治疗的常用好药。许氏谓："用蜡纸裹一圆如弹子大，绯绢袋盛，当心带之，一切邪神不敢近。"许氏认为将苏合香丸改作香囊佩戴，有防疫之效，盖芳香辟秽，走而不守，外邪不可留着也。但孕妇佩戴需慎重，因本方走窜力大，轻可去实，可致人滑胎。

范子默记：崇宁中凡两中风，始则口眼㖞斜，次则涎潮闭塞，左右共灸十二穴得气通，十二穴者，谓听会、颊车、地仓、百会、肩髃、曲池、风市、足三里、绝骨、发际、大椎、风池也。依而用之，无不立效。

灸中风十二穴

听会，二穴，在耳微前陷者中，张口有穴，耳前陷中动脉宛宛中，侧卧张口取之。治耳聋、耳中状如蝉声、牙车脱臼。日可灸五壮至三七壮止，十日报灸即愈，忌动风、生冷、猪鱼等物。（《灸经》云：日灸五壮至七壮止，可经十日许，还依前灸之。慎冷食。）

颊车，二穴，在耳下曲颊端陷中，侧卧张口取之。治牙关不开、口噤不语、失音、牙车疼痛、颔颊肿、颈强不得回顾。日灸七壮至七七壮止，灸如大麦，忌如常法。

地仓，二穴，挟口吻傍四分外，如近下有脉微微动，蹻脉手阳明之交。若久患风，其脉亦有不动者。治偏风口㖞、目不得开、失音不语、饮食不收、水浆漏落、眼瞤动不止。病左治右，病右治左。日灸二七壮，重者七七壮。艾炷如粗叙脚大，若炷太大，口转㖞，却灸承浆七七壮即愈。（面并热食，房事等忌如常。）

百会穴，在头顶中宛宛陷中。治小儿脱肛久不瘥、风痫、中风、角弓反张、口吐涎沫。可灸七壮至七七壮。头顶皮肤浅薄，凡灸不过七七壮。

肩髃穴，在肩端两骨间陷者宛宛中，举臂取之。治偏风半身不遂、热风瘾疹、手臂挛急、捉物不得、挽弓不开、臂细无力、筋骨酸疼。可七壮至二七壮。若偏风不遂，可七七壮止。

曲池，二穴，臂相连处，以手拱胸取之，纹尽处是穴。治偏风半身不遂、刺风瘾疹、筋缓捉物不得、挽弓不开、屈伸难。可灸三壮。（《针灸经》云：日灸七壮至二百壮且停，十余日更下火，还至二百壮罢。云云。）

风市，即中渎，二穴，在髀骨外膝上五寸分肉间陷中。治寒气客于分肉之间、痛攻上下、筋痹不仁。可灸五壮。

足三里，二穴，在膝下三寸胻外廉两筋间，举足取之。治胃中寒、心腹胀满、胃气不足、闻食臭肠鸣、腹痛食不化，此穴诸病皆治，及疗食气水气、蛊毒痃癖、四肢肿满、膝胻酸痛、目不明、五劳七伤、胸中瘀血、乳痈。可灸三壮，人年三十以上，皆宜灸此穴。（日灸七壮至一百壮止。）

绝骨，一穴，在足外踝上四寸。治风痹不仁、膝胻酸。可灸三壮。

发际，即神庭穴，在直鼻上额入发际五分。治癫疾风痫、戴目上下不识人，及头风目眩、鼻出清涕不止、惊悸不得安寝。可灸二七壮至七七壮止。凡疗风，灸多即伤，惟①宜七壮至三七壮，针即发狂。

大椎，一穴，在项后第一椎上陷中。治五劳七伤、颈项强不得回顾、风劳食气。灸以年为壮。（或曰日灸七壮至七七壮。）

风池，二穴，在脑后入发际陷中。治颈项痛不得回顾、腰伛偻引项、筋无力不收。可灸七壮。

元府中一宗人得疾，逾年不瘳，谒医于王思和绎。思和具脉状云，病因惊恐，肝脏为邪，邪来乘阳明之经，即胃是也；邪盛不畏胜我者，又来乘肺，肺缘久病气弱，金胜无能，受肝凌侮，其病时复头眩、瘈疭摇掣、心胞伏涎，久之，则害脾气，要当平肝气使归经，则脾不受克；脾为中州土，主四肢一体之事，脾气正则土生金，金旺则肺安矣。今疾

---

① 惟，同"唯"，后径直改。

欲作时，觉气上冲者，是肝侮肺，肺不受侮，故有此上冲；肝胜则复受金克，故搐搦也。以热药治之，则风愈甚；以冷药治之，则气已虚。肺属金，金为清化，便觉脏腑不调，今用中和温药，抑肝补脾，渐可安愈。今心松，非心松也，胃之大络，名曰虚里，络胸膈及两乳间，虚而有痰则动，更须时发一阵热者，是其候也。服下三方，一月而愈。思和名医，寓仪真时，人少知者，后至都下，声名籍甚，为医官，政和中度为黄冠，终蕊珠侍宸。

续断汤

续断洗，锉，焙干　杜仲锉如豆，炒令黑　肉桂去粗皮，不见火　防风去钗股　甘草炙　牛膝洗净，锉，焙，酒浸一宿，再焙　白茯苓去皮　细辛去叶　人参去芦　当归洗，去芦，薄切，焙干　白芍药各一两　川芎洗　秦艽去芦，洗　川独活黄色如鬼眼者，去芦，洗，焙，秤　熟地黄酒洒，九蒸九曝，焙干，秤。各三两

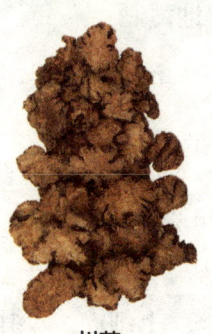

川芎

上为细末。每服二钱，水一盏，生姜三片，枣一个，同煎至七分，空心食前稍热服。

山蓣圆

山蓣　人参去芦　沙参洗　远志去心，锉，洗，炒黄色　防风去钗股　真珠母未钻真珠，研如粉　紫石英研，水飞　茯神去木　虎骨①各一两。酥涂炙焦黄，酒或羊脂亦可　虎睛②一对，酒浸，切，焙　龙齿粘舌者　五味子拣　丹参洗　石菖蒲去须，洗　华阴细辛去叶。各一分

上为细末，炼蜜为圆，梧子大。每服三十圆至五十圆，金银薄荷汤下，食后临卧。

---

① 现已不用虎骨这味药，可用近似品替代。
② 现已不用虎睛这味药，可用近似品替代。

独活散

川独活_黄色如鬼眼者，去芦，洗，焙，秤_　白术　白茯苓_去皮_　秦艽_洗，去芦_　葳蕤_洗_　柏子仁_研_　甘草_炙。各一两_　犀角_镑_　川椒_去目并合口，微火炒地上出汗_　熟干地黄_酒洒，九蒸九曝，焙干，秤_　枳实_汤浸，洗去瓤，薄切，麸炒_　白芷_不见火_　官桂_去粗皮，不见火。各半两_　人参_去芦，一分_

上为细末。每服二钱，水一盏，生姜三片，枣一个，同煎至七分，不拘时候服。

地黄酒

治风在肝脾，语謇脚弱，大便多秘。

熟干地黄_酒洒，九蒸九曝，焙干，秤，四两_　附子_炮去皮尖_　茵芋_去梗，锉，炒用_　羌活_去芦_　防风_去钗股_　芎䓖_各一两_　石斛_洗去根，二两_　丹参_二两半_　牛蒡根_二两半_　牛膝_酒浸，水洗，焙_　杜仲_去皮，锉如豆，炒令黑_　桂枝_不见火。各一两半_　大麻子_去皮，一升_

上细锉，入绢袋盛宽贮之，用无灰酒一斛五升，封渍七日，逾日空心食前饮一盏，常醺勿令吐。

防风汤

治中风内虚，脚弱语謇。

石斛_洗去根，一两半_　熟干地黄_酒洒，九蒸九曝，焙干，秤_　杜仲_去皮，锉如豆，炒令黑_　丹参_各一两一分_　防风_去钗股_　川芎_洗_　麦门冬_用水泡，去心_　桂枝_不见火_　川独活_黄色如鬼眼者，去芦，洗，焙，秤。各一两_

上为粗末。每服五钱，水一大盏半，枣二枚，同煎八分，去滓温服。

竹沥汤

治中风入脾肝，经年四肢不遂，舌强语謇。

威灵仙_{去苗，洗}　附子_{炮制，去皮脐}　桔梗_炒　防风_{去钗股}　蔓荆子_拣　枳壳_{去穰，细切，麸炒黄}　川芎_洗　当归_{洗去芦，薄切，焙，秤。各等分}

上为粗末。每服四钱，水一盏，竹沥半盏，生姜三片，同煎至八分，去滓温服，日三四。忌茗。

防己汤

治久风邪入肝脾二经，言语不传。

汉防己　防风_{去钗股}　桂心_{不见火}　附子_{炮裂，去皮。各半两}　威灵仙_{去苗，洗，三分}　麻黄_{半两，去节}

上为粗末。每服四钱，水一盏，引子半盏，煎至七分，去滓温服，日三四。引子用竹沥、荆沥、地黄汁各一盏，姜汁半盏，和匀用。

上四方庞先生传。

木瓜煎

治筋急项强不可转侧。

宣州木瓜_{二个，取盖去穰}　没药_{二两，研}　乳香_{一分，乳钵坐水盆中，研}

上二味，纳木瓜中，用盖子合了，竹签定之，饭上蒸三四次，烂研成膏子。每服三五匙，地黄酒化下，生地黄汁半盏，无灰上醅二盏和之，用八分一盏，热暖化膏。

有人患此病，自午后发，黄昏时定。予曰："此患必先从足起。《经》言：'十二经络，各有筋，唯足少阴之筋，自足至顶，大抵筋者肝之合也。'日中至黄昏，天之阳，阳中之阴也。又曰：'阳中之阴，肺也，自离至兑，阴旺阳弱之时。'故《灵宝毕法》云：'离至乾，肾气绝而肝气弱，肝肾二脏受阴气，故发于是时。'"予授此方，三服而愈。

【点评】本段以卦位阐明时间。后天八卦之方位，离卦在上、在南，为午时；兑卦在右、在西，为酉时；乾卦在右下、在西北，为戌时、亥时。夜半一阳生，午时一阴生，是重阴必阳，重阳必阴的体现。故曰：

"自离至兑，阴旺阳弱之时。"

同官歙丞张德操，常言其内子昔患筋挛，脚不能屈伸者逾年，动则令人持抱，求医于泗水杨吉老。吉老云："此筋病也，宜服下三方，服一年而愈。"

（养血）地黄圆 春夏服之

治筋极。

熟干地黄 酒洒，九蒸九曝，焙干，秤，十分 顽荆 一分 山茱萸 五分，连核 地肤子 黑狗脊 炙，去毛净，焙，锉 白术 干漆 炒令烟出 蛴螬 干炒 天雄 炮，去皮 车前子 各三分 草薢 山芋 泽泻 牛膝 酒浸，水洗，焙干。各一两

上为细末，炼蜜和杵，圆如梧子大。每服五十圆，温酒下，空心夜卧服。

羚羊角汤 秋服之

治筋痹肢节束痛。

羚羊角 镑 肉桂 不见火 附子 炮，去皮脐 独活 黄色如鬼眼者，去芦，洗，焙，秤。各一两三钱半 白芍药 防风 去钗股，炙 芎䓖 各一两

上为粗末。每服三大钱，水一盏半，生姜三片，同煎至八分，取清汁服，日可二三服。

乌头汤 冬服之

治寒冷湿痹，留于筋脉，挛缩不得转侧。

大乌头 炮，去皮脐 细辛 去叶 川椒 去目并合口，微炒，地上出汗 甘草 炙 秦艽 洗，去芦 附子 炮，去皮脐 官桂 不见火 白芍药 各等分 干姜 炮 白茯苓 去皮 防风 去钗股，炙 当归 去芦，薄切，焙干。各一两 川独活 黄色如鬼眼者，去芦，洗，焙，秤，一两三钱半

上为粗末。每服三钱，水一盏半，枣二个，同煎至八分，去滓，空

心食前服。

凡中风用续命、排风、风引、竹沥诸汤，及神精丹、茵芋酒之类，更加以灸，无不愈者。然此疾积习之久，非一日所能致，皆大剂久而取效。《唐书》载王太后中风，喑默不语，医者蒸黄芪数斛以熏之得瘥，盖此类也。今人服三五盏便求效，责医也，亦速矣。孟子曰："七年之病，三年之艾。久而后知尔。"

小续命汤并增损法

附子半两，炮，去皮脐　防风一两半，去钗股　黄芩去皮　麻黄去根节　桂去皮，生用　甘草炙　人参去芦　防己　白芍药　芎䓖　杏仁浸汤，去皮尖，以上各一两

上为粗散。每服五钱，水二盏，姜五片，煎一盏，去滓，非时温服。若骨节烦痛有热者，去附子，倍芍药；精神恍惚者，加茯苓、远志各一两；烦心多惊者，加犀角半两；骨间冷痛者，倍用桂附；呕逆腹胀者，倍人参，加半夏一两；躁闷大便涩者，去附子，倍芍药，入竹沥一合煎；若脏寒下利者，去防己、黄芩，倍附子合前成一两，加白术一两。

排风汤

白鲜皮去心，洗，焙，秤　芍药洗，焙　桂去皮，不见火　防风去钗股　当归洗，焙　川芎洗，焙　甘草炙　杏仁浸汤去皮尖及双仁者，麸炒令黄　白术各二两　茯神去皮、木　麻黄去根节　独活去芦，洗，焙，秤，以上各一两

上件同为末。每服三钱，水一盏半，姜三片，煎至八分，去滓，非时温服。

小风引汤

防风去钗股　独活去芦，洗，焙，秤　细辛去叶　川芎洗，焙　五味子拣

白茯苓去皮　人参去芦　白芍药　白术　甘草炙

上一十味，等分为末。每服三钱，水一盏，姜三片，杏仁五个去尖拍碎同煎等分，非时去滓温服，如加麻黄、苁蓉、附子、当归、羚羊角五物等分，即大风引汤也。

《千金方》竹沥汤

竹沥二升　生葛汁一升　生姜汁三合

上三味，相和温暖，分三服，平旦、日晡、夜各一服。

《必用方》竹沥汤

秦艽去土，锉　独活黄色如鬼眼者，去芦，洗，焙，秤　防风洗，锉　附子炮，去皮脐，锉如指大，各一两

上四味，以水四盏，煎至二盏，入生地黄汁、淡竹沥各半盏，煎至四五沸，去滓。分四服，适温热服，空心日午临卧服。病势去，即以他药扶持，未愈再作。近世贵人用之，多有神效。

增损茵芋酒

茵芋叶　川乌炮，去皮　石楠叶　防风去钗股　川椒去目，微炒出汗　女萎　附子炮，去皮脐　细辛去叶　独活黄色如鬼眼者，去芦，洗，焙，秤　卷柏去根　肉桂去皮　天雄炮，去皮脐　秦艽去土　防己以上各一两　踯躅花二两　当归去芦，洗，酒浸，切，焙，二两　生干地黄二两　芍药一两

上一十八味，㕮咀，酒二斗渍之。冬七日，夏三日，春秋各五日，初服一合，渐增之，以知为度，令酒气相续。

太一神精丹

治客忤霍乱，腹痛胀满，尸疰恶风，癫狂鬼语，蛊毒妖魅，癥瘕积聚，温疟积久，百方不瘥，但是一切恶毒，无所不治。

丹砂元州、麻阳大块有墙壁者　雌黄柳州叶子者　雄黄武都水窟通明如鸡冠

者，先油煎九日九夜，三味以酼醋①浸之　**曾青**潼川飞乌如蚯蚓屎、如黄连者佳，用好酒铜器渍，纸密封，曝百日，急用五日亦可，无日以火暖之　**磁石**各四两　**金牙**二两半

上六味，各捣罗如粉。以酼醋拌，使干湿得所，内土釜中，六一泥固济勿令泄气，候干，用铁三脚子（用泥作三个柱子亦妙），随釜之大小，高不过一尺五寸，其下置火约三斤，以渐益之，常及五斤，只在合底，不得过口，以五日火不绝为度。火尽，极冷水浸干泥令透，然后出之。药飞凝釜上，白如雪者为最，五色者佳，三色者次，下者一色。药飞不尽，与火如前。以雄鸡翼随多少扫取研匀，束膏圆如黍粒，平旦空腹浆饮下一圆，病甚加至二圆。口噤者以物斡开，不可开者，琢去两齿，药下即治。男左女右，绛囊带九刀圭，小儿系头上，辟瘴毒恶时气射工。小儿患，苦酒和之，涂方寸纸着儿心腹上。

土釜，捣好甘土绢筛，水和纸筋作泥，随药多少为釜，阴三十日，暴②三十日，日夕番转，内釜糠中，四向土栏拥之，令糠周遍釜上下各七寸，从下焚之五日夜，去灰待冷，取拭令净，醋和黄丹如稀粥，扫其中厚一分，如入药诸大丹，皆用此釜，一具数十回用不动。

或用瓦盆两枚，随其大小，用六一泥涂之。六一泥用赤石脂、牡蛎、滑石、礜③石、黄矾各二两，取酼醋以足为度，先作甘土泥，各别裹五药作团，令勿泄气，火烧三日，出火破团各捣筛，然后与蚯蚓屎、卤土各二两，以醋和如稠粥，涂瓦盆中。无卤土以盐代之。《指迷方》中六一泥法，亦可参用。

铁弹圆

治一切瘫痪风。

---

① 同"酼醋"，后径直改。
② 同"曝"。
③ 同"矾"，后径直改。

15

乳香 以乳钵坐水盆中研　　没药 各一两　　五灵脂 拣如鼠屎者，四两

上先将乳香、没药于阴凉处，当风细研，更用研了麝香一钱，将下一味为细末，然后同前二味再碾令匀，滴水为圆，如弹子大。瓷合收，每服一粒，薄荷酒磨下，日三服。

黑神圆

草乌头 不去皮，生用　　五灵脂 拣如鼠屎，各等分

上为末，六月六日滴水为圆，如弹子大。四十岁以下分六服，病甚一圆分二服，薄荷酒磨下，觉微麻为度。

定风饼子

治风客阳经，邪伤腠理，背膂①强直，口眼㖞斜，体热恶寒，痰厥头痛，肉𥆧筋惕，辛颊鼻渊，及酒饮过多，呕吐涎沫，头目眩晕，如坐车船。常服解五邪伤寒，辟雾露瘴气，爽慧神志，诸风不生。

天麻　川乌 去皮尖　　南星　半夏　川姜　川芎　白茯苓　甘草 各等分，并生

上细末，生姜汁为圆，如龙眼大，作饼子，生朱为衣。每服一饼，细嚼，热生姜汤下，不拘时候，熙丰间王丞相常服，预防风疾神验。

茯神散

治胆虚冷，目眩头疼，心神恐畏，不能独处，胸中满闷。

茯神 一两，去木　　远志 去心　　防风 去钗股　　细辛 去叶　　白术　前胡 去苗，洗　　人参 去芦　　桂心 不见火　　甘菊花 去萼梗　　熟干地黄 酒洒，九蒸九曝，焙干，秤。各三分　　枳壳 半两，去穰，麸炒黄

上为细末。每服三钱，水一盏，生姜三片，同煎至六分，温服，不拘老幼皆宜服。

---

① 同"脊"。

鳖甲圆

治胆虚不得眠，四肢无力。

鳖甲_{淡醋煮，去裙膜，洗，酸醋炙黄，秤} 酸枣仁_{微炒，去皮，研} 羌活_{去芦} 黄芪_{蜜水涂，炙} 牛膝_{浸酒，水洗，焙干} 人参_{去芦} 五味子_拣 _{各等分}

上为细末，炼蜜杵，圆如梧子大。每服三四十圆，温酒下。

补胆防风汤

治胆虚目暗，喉痛唾数，眼目眩冒，五色所障，梦见被人讼恐惧，面色变青。

防风_{十分，去钗股} 人参_{六分，去芦} 细辛_{五分，去叶} 芎䓖 甘草_炙 茯神_{去木} 独活_{黄色如鬼眼者，去芦，洗，焙，秤} 前胡_{各八分，去苗，净洗}

上为粗末。每服四大钱，水一盏半，枣二个，煎至八分去滓，食前服。

人参散

治胆虚常多畏恐，不能独卧，如人捕状，头目不利。

人参_{去芦} 枳壳_{去穰，细切，麸炒黄} 五味子_拣 桂心_{不见火} _{各三分} 柏子仁_研 熟干地黄_{酒洒，九蒸九曝，焙干} _{各一两} 山茱萸_{连核} 甘菊花_{去萼梗} 茯神_{去木} 枸杞子_{各三分}

上为细末。每服二钱，温酒调服。

醒后头虚晕发热方

治肝厥状如痫疾，不醒，呕吐。

麻黄_{去根节} 钩藤_{取皮} 石膏_{雪白硬者，不煅} 干葛 半夏曲 柴胡_{去苗，洗} 甘草_炙 枳壳_{去穰，麸炒黄} 甘菊_{去萼梗} _{各等分}

上为粗末。每服四钱，水一盏半，生姜三片，枣一个，同煎至八分，去滓温服。

卷　外

灸中风口眼㖞斜不正者（家藏方）

上于耳垂下麦粒大灸三壮，左引右灸，右引左灸。

防风散

治头目不清，神志不爽，常服去风明目。

防风去芦头　川芎　香白芷　甘菊花　甘草炙

上各等分，为细末。每服二钱，荆芥汤调下，食后。

乌香散

治阳虚上攻，头项俱痛不可忍者。

细辛去叶土　新茶芽炒　草乌头大者，去皮尖，炮裂，切如麻豆大，碎，盐炒。各等分

上件咬咀。每服二钱，入麝香末半钱，水一盏半，煎至八分，去滓温服，不拘时候。（《海上方》茶芽四两，细辛、草乌各二两，或为细末，每服一大钱，茶清调下，临卧或食后。）

卷第二

心小肠脾胃病

远志圆

治因惊语言颠错，不能服温药。宜远志圆。

远志_{去心，洗，锉，炒令黄色}　南星　白附子_{炮，微黄}　白茯苓_{去皮}　人参_{去芦}　酸枣仁_{微炒，去皮研。各半两}　金箔_{五片}　朱砂_{水飞，半两，入麝香少许同研}

上为细末，炼蜜圆如梧子大，朱砂为衣。每服三十圆，薄荷汤下，食后、临卧服。

茯神散

茯神_{去木}　熟干地黄_{酒洒，九蒸九曝，焙干，秤}　白芍药　川芎　当归_{洗，去芦，薄切，焙干}　白茯苓_{去皮}　桔梗_炒　远志_{去心，洗，锉，炒令黄色}　人参_{去芦，以上各一两}

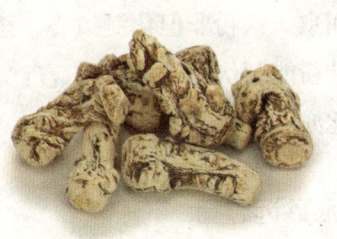

当归

上为细末。每服二钱，水一盏，灯心、枣同煎至七分，不拘时候。

宋明远教授之母，七十四岁，因戎马惊疾如上证，服此二方得力。

宁志膏

人参_{去芦，一两}　酸枣仁_{微炒，去皮，研，一两}　辰砂_{水飞，半两}　乳香一

19

分，以乳钵坐水盆中，研

上为细末，炼蜜和杵，圆如弹子大。每服一粒，薄荷汤化下。

予族弟妇，缘兵火失心，制此方与之，服二十粒愈。亲识多传去，服之皆验。

惊气圆

治惊忧积气，心受风邪，发则牙关紧急，涎潮昏塞，醒则精神若痴。

附子炮，去皮脐　南木香　白僵蚕去丝嘴，炒　花蛇酒浸，去皮、骨，炙　橘红　天麻去芦　麻黄去根节，各半两　干蝎一两，去毒　紫苏子一两，淘洗　天南星洗浸，薄切片，姜汁浸一夕，半两　朱砂水飞一分，留少许作衣

上为末，入研脑麝少许，同研极匀，炼蜜杵，圆如龙眼大。每服一粒，金银薄荷汤化下，温酒亦得。

此予家秘方也。戊申年，军中一人犯法，褫衣将受刃，得释，神失如痴，予与一粒，服讫而寐，及觉，病已失矣。江东提辖张载扬，其妻因避寇，失心已数年，予授此方，不终剂而愈。又黄山沃巡检彦，其妻狂厥者逾年，更十余医而不验，予授此方，去附子加铁粉，亦不终剂而愈。铁粉非但化涎镇心，至如摧抑肝邪特异，若多恚怒，肝邪太盛，铁粉能制伏之。《素问》言："阳厥狂怒，治以铁落饮。"金制木之意也，此亦前人未尝论及。

辰砂远志圆

安神镇心，治惊悸，消风痰，止头眩。

石菖蒲去须，洗　远志去心，洗，锉，炒令黄色　人参去芦　茯神去木　川芎　山芋　铁粉　麦门冬水浸去心　天麻　半夏曲　南星锉，骰子大，麸炒黄　白附子生，各一两　细辛去叶　辰砂水飞，各半两

上为细末，生姜五两，取汁，入水煮糊，圆如绿豆大，别以朱砂为衣，干之。每服三五十粒，夜卧生姜汤送下，小儿减圆服。

茯苓圆

辰砂水飞　石菖蒲去须，洗　人参去芦　远志去心，洗，锉，炒令黄色　茯神去木　白茯苓去木　真铁粉　半夏曲　南星羊胆制。各等分

上为细末，生姜四两，取汁，和水煮糊，圆如梧子大，别用朱砂为衣，干之。每服十粒，加至三十粒，夜卧生姜汤下。上二方，医官都君，予常用以疗心疾，良验。

火府丹

治心经热，小便涩，及治五淋。

生干地黄二两　木通削去粗皮，锉，研细末，秤入　黄芩去皮。各一两

上为细末，炼蜜杵，圆梧子大。每服三十粒，木通煎汤下。此药治淋涩脐下满痛。

壬戌年，一卒病渴，日饮斛水，不食者三月，心中烦闷，时已十月，予谓必心经有伏热，与此丹数服，五十粒，温水下。越二日，不觉来谢，云："当日三服渴止，又次日三服，饮食如故。"此本治淋，用以治渴，信知用药要在变通也。

七珍散

开胃养气进食。

人参去芦　白术　黄芪蜜水涂，炙　山芋　白茯苓去皮　粟米微炒　甘草各一两，炙

上为细末。每服二钱，水一盏，姜枣同煎，至七分。如大故不思饮食，加白扁豆一两蒸用，名八珍散。

予制此方，温平不热，每有伤寒疾中暑，得瘥之后，用此以调脾胃，日三四服，十日外饮食倍常。

曲术圆

治脾元久虚，不进饮食，停饮胁痛。

神曲 十两，微炒　白术 五两　干姜 炮　官桂 去粗皮，不见火。各三两　吴茱萸 汤浸七次，焙　川椒 去目并合口，微炒，地上出汗。各二两

上为细末，薄糊圆如梧子大。每服三五十圆，生姜汤下，食前稍空腹。有饮，加半夏曲二两。癸亥中，予作数剂自服，饮食倍进。

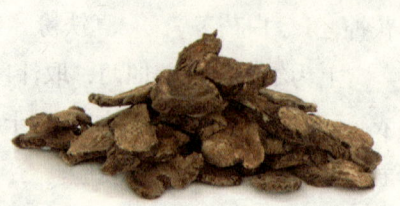

白术

白术汤

和气调中进食。

白术　厚朴 去粗皮，生姜汁炙　桂心 不见火　桔梗 炒　干姜 炮　人参 去芦　当归 洗，去芦，薄切，焙干　茯苓 去皮　甘草 炙。以上各等分

上为粗末。每服四钱，水一盏半，枣二个，同煎至八分去滓，不拘时候。庞老方。

二神圆

治脾肾虚弱，全不进食。

破故纸 四两，炒香　肉豆蔻 二两，生

上为细末，用大肥枣四十九个，生姜四两，切片同煮，枣烂去姜，取枣剥去皮核用肉，研为膏，入药和杵，圆如梧子大。每服三十圆，盐汤下。

有人全不进食，服补脾药皆不验，予授此方，服之欣然能食。此病不可全作脾虚。盖因肾气怯弱，真元衰劣，自是不能消化饮食，譬如鼎釜之中，置诸米谷，下无火力，虽终日米不熟，其何能化？黄鲁直尝记服菟丝子，净淘酒浸曝干，日抄数匙以酒下，十日外饮啖如汤沃雪，亦

知此理也。

温脾散

舶上茴香炒香　青皮去皮　陈艾　缩砂仁　桔梗炒　香白芷不见火　厚朴去粗皮，生姜汁炙。各一两　木香　白术　香附子麸炒，舂去皮。各半两　甘草一两半，炙　红豆　良姜　麦蘖　干葛各三两

上为细末。每服一钱，水一盏半，枣一个，煎至七分，食前温服。

肺肾经病

枣膏圆

肺之积名曰息贲,在右胁下大如杯,令人洒淅寒热,喘嗽,发痈疽。

葶苈 去芦,隔纸炒香　陈橘皮 去白　桔梗 炒。各等分

上先以下二味为末,入葶苈研匀,煮肥枣肉和圆,如梧子大。每服五七圆,饮下。予尝患停饮,久积肺经,食已必嚏,渐喘觉肺系急,服此良验。

五味子圆

平肺气补虚消饮。

五味子 拣,二两　桂心 不见火　大杏仁 北来者,去皮尖,微炒　青皮 去白　细辛 去叶　人参 去芦　槟榔 煨。各一两　干姜 炮　附子 炮,去皮脐。各半两

上为细末,炼蜜圆如梧子大。每服三四十圆,酒或汤下,空心食前日三服。

葶苈圆

定喘急肺积。

苦葶苈 一两一分,隔纸炒香　当归 洗去芦,薄切,焙干　肉桂 去粗皮,不见火　白蒺藜 去角,炒　干姜 炮　川乌头 炮去皮尖　吴茱萸 汤浸,焙七次　大杏仁 去皮尖,微炒　鳖甲 淡醋煮去裙膜,净洗,酸醋炙黄　茯苓 去皮　人参 去芦。各半两　槟榔 一两

上为细末,煮枣肉和杵,圆如梧子大。每服二三十圆,姜枣汤下,日三四服,不拘时候。

紫金丹

治多年肺气喘急,呴①嗽晨夕不得眠。

信砒一钱半,研,飞如粉　豆豉好者,一两半,水略润少时,以纸浥干,研成膏

上用膏子和砒同杵极匀,圆如麻子大。每服十五圆,小儿量大小与之,并用腊茶清极冷吞下,临卧以知为度。

有一亲表妇人,患十年,遍求医者皆不效,忽有一道人货此药,谩赠一服,是夜减半。数服顿愈,遂多金丐得此方。予屡用以救人,恃为神异。

细辛汤

治肺虚实不调,鼻塞多涕,咽中有涎而喘,项强筋急或痛。

细辛去叶　半夏曲　茯苓去皮　桔梗炒。各四钱　桂枝去皮,不见火,三钱　甘草二钱,炙

上为粗末。每服四钱,水二盏,生姜四片,蜜半匙,同煎至七分,温服,日三服。

升麻汤

治肺痈吐脓血作臭气,胸乳皆痛。

川升麻　桔梗炒　薏苡仁　地榆　牡丹皮　芍药　子芩刮去皮。各半两　甘草三分,炙

上锉粗末。每服一两,水一升半,煎至五合去滓,日二三服。

五灵圆

治肺喘久而成息贲。

---

① 同"齁"。

五灵脂拣如鼠屎者，二两半　木香半两　马兜铃去壳，炒，一分　葶苈苦者，隔纸炒香，一分

上为细末，枣肉和圆如梧子大。每服二十圆，生姜汤下，日三服。

脾恶湿，肾恶燥，如硫黄附子钟乳炼丹之类，皆刚剂，用之人以助阳补接真气则可，若云补肾，则正肾所恶者。古人制方益肾，皆滋润之药。故仲景八味圆，本谓之肾气圆，以地黄为主，又如肾沥汤之类，皆正补肾经也。近世盛行香茸圆可补肾经，亦有数方具于后，肾沥汤具下版。

道人深师增损肾沥汤

治风虚劳损挟毒，脚弱疼痹或不随；下焦虚冷，胸中微有客热，心虚惊悸，不得眠，食少失气味，日夜数过，心烦迫不得卧，小便不利又时复下，病似此者，服无不瘥，随宜增损之方。

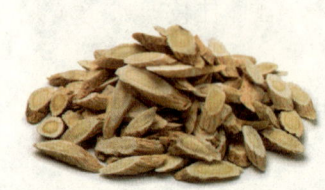

黄芪

黄芪蜜炙　肉苁蓉洗，酒浸，焙干，秤　赤石脂　地骨白皮去心　磁石久煅，醋淬八九次　枳实去瓤，麸炒，锉　防风去钗股　龙骨粘舌者　芍药　麦门冬水泡去心，焙，秤　人参去芦　熟干地黄九蒸九曝，焙干①，秤　茯神去木　当归水洗，酒浸一宿，切，焙　甘草炙　远志去心，洗，锉，炒黄色。各一两　桂心去皮，不见火　芎䓖　各二两　生姜四两　五味子拣，三两　半夏一升，汤洗七次，去滑　白羊肾一具　大枣三十个，去核，《胡洽方》无黄芪以下八味并半夏，有黄芩为十五味

上二十三味，㕮咀。以水二斛煮羊肾，取汁一斛二升，纳诸药煮取四升，分为五服。不利下者，除龙骨、赤石脂；小便涩，以赤茯苓代茯神，加白术三两；多热，加黄芩一两；遗溺，加桑螵蛸二十枚。

---

① 原文"干"，修漏为"焙干"。

蔡太师所服香茸圆

鹿茸酥炙黄，燎去毛　熟干地黄酒洒，九蒸九曝，焙干，秤。各二两　苁蓉酒浸，水洗，焙干　破故纸炒香　附子炮，去皮脐　当归洗去芦，薄切，焙干，秤。各一两　麝香一钱　沉香半两

上为末，入麝研匀，炼蜜杵，圆如梧子大。每服三五十圆，空心用盐汤下。

又方：

鹿茸二两，酥炙黄，燎去毛　沉香　白芍药　人参去芦　熟干地黄酒洒，九蒸九曝，焙干，秤　苁蓉酒浸，水洗，焙干　牛膝酒浸，水洗，焙干　泽泻　大附子炮，去皮脐　当归洗去芦，薄切，焙干，秤。各一两　生干地黄一两　麝香一钱

上为细末，酒糊圆如梧子大。每服五十圆，盐酒盐汤下。

又方：

熟干地黄酒洒，九蒸九曝，焙干，秤，五两　菟丝子四两，酒浸，曝干，用纸条子同碾，别末　鹿茸三两，酥炙黄，燎去毛　附子二两，炮，去皮脐　沉香一两

上为细末，入麝香半钱，炼蜜杵，圆如梧子大。每服三十圆至五十圆，盐酒或盐汤下。

椒附散

治肾气上攻，项背不能转侧。

大附子一枚，六钱以上者，炮，去皮脐，末之

上每末二大钱，好川椒二十粒，用白面填满，水一盏半，生姜七片，同煎至七分，去椒入盐，通口空心服。

一亲患项筋痛，连及背胛不可转，服诸风药皆不效。予尝忆千金髓有肾气攻背项强一证，予处此方与之，两服顿瘥。自尔与人皆有验。盖肾气自腰夹脊上至曹溪穴，然后入泥丸宫。曹溪一穴，非精于般运者不能透，今逆行至此不得通，用椒以引归经则安矣。萧气上达，椒下达。

诗言：椒聊且，贻我握椒。皆是此意也。

曹溪穴，即风府穴是也，在项发际上一寸大筋内宛宛中。治头痛颈项急，不得回顾，针入三分，禁不可灸，不幸使人失音。道家般运有夹脊双关图，令精气逆流，朝会于泥丸宫，泥丸即顶心是也，名百会穴，是第一。

麋茸圆

治肾经虚，腰不能转侧。

麋茸一两，酥炙黄，燎去毛，无即以鹿茸代　舶上茴香半两，炒香　菟丝子酒浸，曝干，用纸条子同碾，取末，一两

上为末，以羊肾二对，法酒煮烂去膜，研如泥，和圆如梧子大，阴干，如肾膏少，入酒糊佐之。每服三五十圆，温酒盐汤下。戊戌年八月，淮南大水，城下浸灌者连月，予忽脏腑不调，腹中如水吼数日，调治得愈。自此腰痛不可屈折，虽颊面亦相妨，服遍药不效，如是凡三月。予后思之，此必水气阴盛，肾经感此而得，乃灸肾腧三七壮，服此药瘥。

肾腧[①]二穴，在第十四椎下两傍相去各一寸五分，与脐平。治虚劳羸瘦，耳聋，肾虚，水脏久冷，心腹膨胀，两胁满引，少腹急痛，目视䀮䀮，少气溺血，小便浊出精，阴中疼，五劳七伤虚惫，脚膝拘急，足寒如冰，头重身热振栗，腰中四肢淫泺，洞泄食不化，身肿如水，灸以年为壮。(《针灸经》云：针入三分，留七呼，灸三壮。)

地黄圆

治肾虚或时脚肿，兼治脾元。

熟地黄酒洒，九蒸九曝，焙干，秤，二两半　肉苁蓉酒浸，水洗，焙干　白茯苓去皮　泽泻各三两　桂枝不见火　附子炮，去皮脐。各半两　五味子三两，拣

---

① 即肾俞穴。

黄芪独茎者，蜜水涂，炙，一两

上为细末，炼蜜杵，圆如梧子大。每服四十圆至五十圆，空心酒下，食前再服。

青盐圆

治肾虚及足膝无力。

茴香三两，炒香　菟丝子四两　干山药二两　青盐一两

上将菟丝子洗淘，无灰酒浸，日中煎七日，冬天近火煨之，曝干别末，将余药末和匀，酒糊圆如梧子大。每服三五十圆，盐酒盐汤下。予顷常服数年，壮力进食。有一妇人足蹩曳，因服此药，久之履地如故。

补益虚劳方

五味子圆

治肝肾俱虚,收敛精气,补真戢阳,充悦肌肤,进美饮食。

五味子拣　川巴戟酒浸,去心　肉苁蓉酒浸,水洗,焙干　人参去芦　菟丝子酒浸,曝干,用纸条子同碾,为末　熟地黄酒洒,九蒸九曝,焙干,秤　覆盆子　白术　益智仁炒　土茴香炒香　骨碎补洗去毛　白龙骨　牡蛎盐泥固济干,火烧通赤,去泥用,以上各等分

上为细末,炼蜜杵,圆如梧子大,焙干。每服三十圆,空心食前米饮下,日二三服。此药补精气止汗。

人参圆

平补五脏虚羸,六腑怯弱,充肌肤进饮食。

人参去芦　山芋　白术　白茯苓去皮　石斛去根,净,洗,细锉,酒炒　黄芪蜜水涂,炙,取头末　五味子拣。各一两

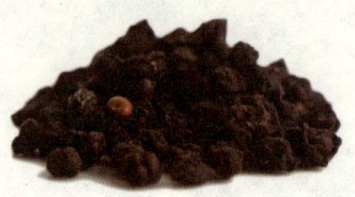

五味子

上为细末,炼蜜圆如梧子大。每服三十圆,空心食前饮下,久服不热,尤宜少年。

双和散

补血益气,治虚劳少力。

黄芪蜜涂,炙　熟地黄酒洒,九蒸九曝,焙干,秤　当归洗去芦,薄切,焙干　川芎各一两　白芍药二两半　官桂去粗皮,不见火　甘草炙。各三分

上为粗末。每服四大钱,水一盏半,生姜三片,肥枣一个,煎至八

分，去滓服。予制此方，只是建中四物二方而已，每伤寒疟疾中暑大疾之后，虚劳气乏者，以此调治皆验，不热不冷，温而有补。

黑锡圆 此丹阳慈济真方

黑铅　硫黄 各三两　谓如硫黄与黑铅各用三两，即以黑铅约八两，铫内镕化去滓，亘净尽倾净地上，再于铫内镕，以皮纸五重，撮四角如箱模样，倾黑铅在内，揉取细者于绢上罗过，大抵即损绢，须连纸放地上，令稍温，纸焦易之，下者居上，将粗铅再镕再揉再罗，取细者尽为度，秤重三两，即以好硫黄三两，研细拌铅砂令匀，于铫内用铁匙不住搅，须文武火不紧不慢，候相乳入，倾在净砖上。　舶上茴香 炒香　附子 炮，去皮脐　胡芦巴 微炒　破故纸 炒香　川楝肉 去核，微炒　肉豆蔻 各一两　巴戟 去心　木香　沉香 各半两

上将砂子研细，余药末研匀入碾，自朝至暮，以黑光色为度，酒糊圆如梧子大，阴干，布袋内挼令光莹。如丈夫元脏虚冷，真阳不固，三焦不和，上热下冷，夜梦交合，觉来盗汗，面无精光，肌体燥涩，耳内虚鸣，腰背疼痛，心气虚乏，精神不宁，饮食无味，日渐瘦悴，膀胱久冷，夜多小便；妇人月事愆期，血海久冷，恶露不止，赤白带下，及阴毒伤寒，面青舌卷，阴缩难言，四肢厥冷，不省人事，急用枣汤吞一二百圆，即便回阳，命无不活。但是一切冷疾，盐酒盐汤空心吞下三四十圆，妇人艾醋汤下。此药大能调治荣卫，升降阴阳，安和五脏，洒陈六腑，补损益虚，回阳返阴，功验神圣。

石斛散

治虚劳羸瘦乏力可食，倦怠多惊畏。

石斛 四钱，去根，净洗，细锉，酒炒　牛膝 酒浸，水洗，焙干　柏子仁 去皮，研　五味子 拣　远志 去心苗，洗，锉，炒黄色　木香　杏仁 去皮尖，炒令香熟　肉苁蓉 酒浸，水洗，焙干　诃子肉 炮　青橘皮　柴胡 去苗，净洗　人参 去芦　熟地黄 酒洒，九蒸九曝，焙干，秤，各三钱　茯苓 四钱，去皮　甘草 二钱，炙　干姜 一钱，半炮　神曲 碎，炒　麦蘖 各六钱

上为细末。每服二钱，米饮调下，食前日二三服。

八仙丹

治虚损，补精髓，壮筋骨，益心智，安魂魄，令人悦泽，驻颜轻身，延年益寿，闭固天癸。

伏火朱砂　真磁石　赤石脂　代赭石　石中黄　禹余粮 五味并火煅，醋碎　乳香 乳钵坐水盆中，研　没药 各一两

上为细末，匀研极细，糯米浓饮圆如梧子大，或如豆大。每服一粒，空心盐汤下。有人年几七旬，梦漏羸弱，气悇悇然，虚损，得此方服之，顿尔强壮，精气闭固，饮食如旧。予常制自服，良验。

头痛头晕方

川芎散

治风眩头晕。

山茱萸一两　山蓣　甘菊花去萼梗　人参去芦　茯神去木　小川芎各半两

上细末。每服二钱，酒调下，不拘时候，日三服，不可误用野菊。庞先生方。

钩藤散

治肝厥头晕，清头目。

钩藤　陈皮去白　半夏汤浸洗七遍，薄切，焙干　麦门冬略用水泡，去心　茯苓去皮　茯神去木　人参去芦　甘菊花去萼梗　防风去钗股。各半两　甘草一分，炙　石膏一两，生

上为粗末。每服四钱，水一盏半，生姜七片，煎八分，去滓，温服。

玉真圆

治肾气不足，气逆上行，头痛不可忍，谓之肾厥，其脉举之则弦，按之石坚。宜玉真圆

硫黄二两　石膏硬者不煅，研　半夏汤浸洗七次。各一两　硝石一分，研

上为细末，研匀，生姜汁糊圆如梧子大，阴干。每服三十圆，姜汤或米饮下，更灸关元穴百壮，《良方》中硫黄圆亦佳。

关元穴，在脐下三寸，小肠之募，脾经、肝经、肾经三阴之会，又名下纪。治脐下疼痛，小便赤涩，不觉遗沥，或小便处痛如散火状，或溺血暴疝痛，脐下结血，状如覆杯，转胞不得尿，妇人带下瘕聚，因产恶露不止，月脉断绝，下经冷，可灸三百壮。

硫黄圆沈存中方

治头痛。

硫黄二两,研细　硝石一两

上水圆如指头大。空心腊茶嚼下。

予中表兄病头风二十余年,每发头痛如破,数日不食,百方不能疗。医田滋见之,曰:"老母病此数十年,得一药遂愈。"就求之,得十圆,日服一枚。十余日,滋复来,云:"头痛平日食何物即发?"答云:"最苦饮酒食鱼。"滋取鱼酒令恣食。云:"服此药十枚,岂复有头痛耶?"如其言食之,竟不发,自此遂瘥。予与滋相识数岁,临别以此方见遗。陈州怀医有此药圆,如梧桐子大,每服十五圆,着腊糟冒者冰冷水服,下咽即豁然清爽,伤冷即以沸艾汤下。

《素问》云:"头痛巅疾,下虚上实,过在足少阴、巨阳,甚则入肾。徇蒙招摇[1],目瞑[2]耳聋;下实上虚,过在足少阳、厥阴,甚则入肝。"下虚者肾虚也,故肾厥则头痛;上虚者肝虚也,故肝厥则头晕。徇蒙者,如以物蒙其首,招摇不定,目眩耳聋,皆晕之状也。故肝厥头晕,肾厥巅痛不同如此,治肝厥,钩藤散在前。

治气虚头疼

大附子一个,剜去心,全蝎二个,入在内,以取附子末,同钟乳一分,面少许,水和裹炮熟,都碾为末,以焦黄为度,葱茶调下一钱或半钱。

又方:

大川芎二个,锉作四片　大附子一个,和皮生为末

上以水和附子末如面剂,裹川芎作四处,如附子末少,入面少许,裹毕,以针穿数孔子,用真脑麝熏有穴处,内香再捻合穴子,如未觉内

---

[1] 《素问》原文为"尤"。
[2] 《素问》原文为"冥"。

有香，即再熏一炷，细罗灰用铫子内热灰炮熟末之。每服半钱，葱茶调下，不拘时候。上泗医杨吉老二方，神良。

又方：

好川芎半两为末，每服二钱，腊茶清调下，甚捷。曾有妇人产后头痛，一服愈。

白芷圆

治气虚头晕。

白芷 不见火　石斛 去根，净洗，细锉，酒炒　干姜 炮。各一两半　细辛 去叶　五味子 拣　厚朴 姜汁炙　茯苓 去皮　肉桂 去粗皮，不见火　防风 去钗股　甘草 炙　陈皮 各一两，去白　白术 一两一分

上为细末，炼蜜圆如梧子大。每服三十圆，清米饮下，不饥不饱服。

乡人邵致远，年八十有三，有此疾，得此方，数服即愈。《渠云杨吉老传》。

白附子散

治风寒客于头中，偏痛无时，久之牵引两目，遂致失明。宜白附子散。

白附子 一两，炮　麻黄 不去节　川乌 炮去皮尖　南星 各半两，炮　全蝎 五个，去毒　干姜 炮　朱砂 水飞　麝香 各一分

上为细末。酒调一字服之，去枕少时，此方见《必用方》。

庚寅年，一族人患头痛不可忍，一服即瘥。

羚羊角散

治一切头旋，本因体虚风邪乘于阳经，上注于头面，遂入于脑，亦因痰水在于胸膈之上，犯大寒使阳气不行，痰水结聚，上冲于头目，令头旋。

羚羊角 镑　茯神 去木。各一两　芎䓖　防风 去钗股　半夏 汤洗七次　白

芷不见火　甘草炙。各半两　枳壳去穰，细锉，麸炒　附子炮，去皮脐。各三分

上为粗末。每服四钱，水一盏半，生姜半分，慢火煎至七分，去滓，不拘时候温服。

养正丹

治虚风头旋，吐涎不已。

黑铅　水银　舶上硫黄水飞　朱砂各一两，水飞

上用建盏一只，火上镕铅成汁，次下水银，用柳枝子打匀，取下放少时，下二味末打匀令冷，取下研为粉，用米饮圆或用枣肉圆，如梧子大。每服三十粒，盐汤下。此药升降阴阳，补接真气，非止头旋而已。

黑龙圆

治一切中风头疼。

天南星　川乌各半斤，黑豆熏三次　石膏半斤　麻黄去根节　干薄荷各四两　藁本去芦，洗　白芷不见火。各二两　京墨一两半

上为细末，炼蜜杵，圆如弹子大。每服一圆，薄荷茶汤嚼下。

卷第三

风寒湿痹白虎历节走注诸病

续断圆 郜君予方

治风湿四肢浮肿，肌肉麻痹，甚则手足无力，筋脉缓急。宜续断圆。

川续断 洗，椎去节，锉，焙　萆薢　当归 洗，去芦，薄切，微炒　附子 焙，去皮脐　防风 去钗股　天麻 各一两　乳香 乳钵坐水盆中，研　没药 各半两　川芎 三分

上为细末，炼蜜圆如梧桐子大。每服三四十圆，酒或饮下，空心食前。

增损续断圆 杨吉老方

治荣卫涩少，寒湿从之痹滞，关节不利而痛者。

川续断 洗，推去，焙筋，锉　薏苡仁　牡丹皮　山芋　桂心 不见火　白茯苓 去皮　黄芪 蜜炙　山茱萸 连核　石斛 去根，净洗，细锉，酒炒　麦门冬 用水浸，去心。各一两　干地黄 九蒸九曝，焙干，秤，三两　人参 去芦　防风 去钗股，炙　白术 炮　鹿角胶 各七钱

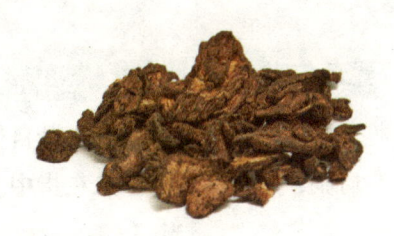

地黄

上为细末，炼蜜圆如梧子大。每服三四十圆，温酒下，空心食前。

川乌粥法

治风寒湿痹，麻木不仁。

川乌 生，去皮尖，为末

上用香熟白米作粥半碗，药末四钱，同米用慢火熬熟，稀薄，不要稠，下姜汁一茶脚许，蜜三大匙，搅匀，空腹啜之，温为佳。如是中湿，更入薏苡仁末二钱，增米作一中碗服。

此粥大治手足四肢不随，痛重不能举者，有此证预服防之。左氏云："风淫末疾。"谓四肢为四末也，脾主四肢，风邪客于肝则淫脾，脾为肝克，故疾在末。谷气引风湿之药，径入脾经，故四肢得安，比阳剂极有力。予常制此方以授人，服者良验。

【点评】"左氏云：'风淫末疾。'"出自《左传·昭公元年》，其曰："六气曰阴、阳、风、雨、晦、明也……阴淫寒疾，阳淫热疾，风淫末疾，雨淫腹疾，晦淫惑疾，明淫心疾。"其中，晋代杜预将"风淫末疾"解释为："末，四支（肢）也。风为缓急。""缓急"，犹言"瘛疭"，谓筋脉或抽紧或弛缓。唐代孔颖达作"疏证"时注谓："贾逵以末疾为首疾，谓风眩也。"均有可取之处。

薏苡仁散

治湿伤肾，肾不养肝，肝自生风，遂成风湿，流注四肢筋骨，或入在肩髃，肌肉疼痛，渐入在指中。

薏苡仁 一两　当归 洗去芦，薄切，焙干　小川芎　干姜 炮　甘草 炙　官桂 去粗皮，不见火　川乌 炮，去皮尖　防风 去钗股　茵芋 去梗，锉，炒用　人参 去芦　羌活 去芦　白术　麻黄 去根节　独活 黄色如鬼眼者，洗去芦，焙，秤。各半两

上为细末。每服二钱，空心临卧酒调下，日三服。

芎附散

治五种痹，腿并臂间发作不定，此脾胃虚，卫气不温分肉，为风寒湿所著。

小川芎　附子炮,去皮脐　黄芪蜜炙　白术　防风去钗股　当归洗去芦,薄切,焙干　熟干地黄酒洒,九蒸九曝,焙,秤　桂心不见火　柴胡去苗,净洗　甘草炙。各等分

上为粗末。每服四钱，水一盏半，生姜三片，枣一个，同煎至七分，去滓，食前日三服。常服不生壅热，兼消积冷。

麝香圆

治白虎历节，诸风疼痛，游走无定，状如虫啮，昼静夜剧，及一切手足不测疼痛。

川乌大八角者三个,生　全蝎二十一个,生　黑豆二十一粒,生　地龙半两,生

上为细末，入麝香半字，同研匀，糯米糊为圆，如绿豆大。每服七圆，甚者十圆，夜卧令膈空，温酒下，微出冷汗一身，便瘥。

予得此方，凡是历节及不测疼痛，一二服便瘥。在歙川日，有一贵家妇人，遍身走注疼痛，至夜则发，如虫啮其肌，多作鬼邪治。予曰："此正历节病也。"三服愈。

麻黄散

历节宜发汗。

麻黄一两一分,去根节　羌活一两,去芦　黄芩三分,去皮　细辛真华阴者去叶　黄芪各半两,蜜炙

上为粗末。每服五钱，水二盏，煎至八分，去滓温服，接续三四服，有汗畏风。

茵芋圆

治历节肿满疼痛。

茵芋_{去梗，锉用} 朱砂_{水飞} 薏苡仁_{各一分} 牵牛子_{一两半} 郁李仁_{半两，去皮尖，微炒}

上为细末，炼蜜杵，圆如梧子大，轻粉衮为衣。每服十圆至十五圆至二十圆，五更初温水下，到晚未利，可再一二服，快利为度，白粥将息。

牛蒡子散

治风热成历节，攻手指，作赤肿麻木，甚则攻肩背两膝，遇暑热或大便秘即作。

牛蒡子_{三两，隔纸炒} 新豆豉_炒 羌活_{各一两，去芦} 干生地黄_{二两半} 黄芪_{一两半，蜜炙}

上为细末。汤调二钱服，空心食前，日三服。此病多胸膈生痰，久则赤肿，附著肢节，久而不退，遂成厉风，此孙真人所预戒也，宜早治之。（厉风，即怒厉贼风伤于五脏也。《千金方》第八卷"贼风"第三篇中载，皆云"五脏虚寒，厉风所损，随其病状，各有灸治甚详。"）

萆麻①法

治厉风手指挛曲，节间疼不可忍，渐至断落。

蓖麻_{去皮} 黄连_{锉，如豆。各一两}

上以小瓶子入水一升同浸，春夏三日，秋冬五日，后取蓖麻子一粒，擘破，仍和以浸药水吞下，平旦服，

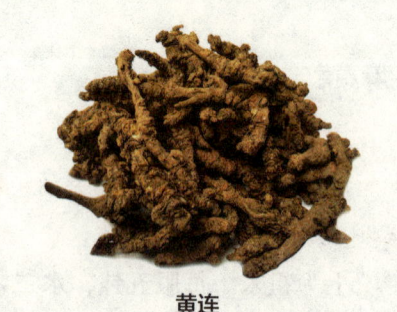

黄连

---

① 现为"蓖麻"，后径直改。

渐加至四五粒，微利不妨，水少更添忌动风物，累用得效神良。

柏叶散

治厉风。

柏叶　麻黄去根节　山栀子去皮　枳壳去穰，锉，麸炒　羌活去芦　羊肝石　白蒺藜炒，去角　升麻　子芩去皮　防风去钗股　牛蒡子隔纸炒　荆芥穗　芫蔚子　大黄湿纸裹甑上蒸，各半两　苦参一两　乌蛇一条酒浸，去皮骨，焙干

上为细末。每服二钱，温水调下，日七八服。庞老方。

绿灵散

治肺毒疮，如大风疾。

用桑叶洗熟蒸日干为末。水调二钱服，日四五，无时。出《经验方》。

趁痛圆

治走注历节，诸风软痛，卒中倒地，跌扑伤损。

草乌头三两，不去皮尖　熟地黄酒洒，九蒸九曝，焙干　南星炮　半夏曲　白僵蚕去丝嘴　乌药各半两，并日干

上为细末，酒糊圆如梧子大，日干。每服五七粒，空心夜卧温酒下。如跌扑痛，用姜汁和酒研十数粒搽之；如卒中倒地，姜汁茶清研五六圆，灌下立醒。大知禅师方。

乌头圆

治宿患风癣，遍身黑色，肌体如木，皮肤粗涩，及四肢麻痹。宜服乌头圆。

草乌头一斤，入竹箩子内以水浸，用瓦子于箩内，就水中洮洗，如打菱角法，直候洮洗去大皮及尖，控起令干，用麻油四两，盐四两，入

铫内炒令深黄色，倾出油，只留盐并乌头，再炒令黑色，烟出为度，取一枚劈破，心内如米一点白恰好也，如白多再炒，趁热杵罗为末，用醋糊圆如梧子大，干之。每服三十圆，空心晚食前，温酒下。

真州资福文雅白老，元祐间有此疾，服数年，肌体黑黚顿除，脚力强健，视听不衰。有一宗人，遍身紫癜风，身如墨，服逾年，体悦泽，教予服之，亦得一年许，诸风疹疮皆除，然性差热，虽制去毒，要之五七日作乌豆粥啜之为佳。

乌豆粥 载《豫章集》十九卷中

大乌豆一升，隔宿洗净用七升水浸，明日入油一升，炭火煅至晚，当糜烂，可煮三升米，极熟下豆，入白糖一斤和匀，入生姜棋子四两，啜之。

风痰停饮痰癖咳嗽

化痰圆

治停痰宿饮。

半夏汤洗七次，别末　人参去芦　白茯苓去皮　白术　桔梗切作小块，姜汁浸。各一两　枳实去穰，麸炒　香附子麸炒，舂去皮　前胡去苗，净洗　甘草炙。各半两

上细末，用半夏姜汁煮糊圆如梧子大。每服三四十圆，姜汤下。

三生圆

治中脘风涎痰饮，眩瞑呕吐酸水，头疼恶心。

半夏二两　南星　白附子各一两

上并生为末，滴水圆如梧子大，以生面衮衣，阴干。每服十圆至二十圆，生姜汤下。

旋覆花汤

治心腹中脘痰水冷气，心下汪洋嘈杂，肠鸣多唾，口中清水自出，胁肋急胀，痛不欲食，此胃气虚冷所致。其脉沉弦细迟。

旋覆花拣去梗　细辛去叶　橘皮去白　桂心不见火　人参去芦　甘草炙　桔梗炒　白芍药　半夏汤洗七次。各半两　赤茯苓三分，去皮

上为粗末。每服四钱，水一盏半，生姜七片，煎至八分，去滓温服。

槟榔圆

治心下停饮冷痰，头目晕眩，睡卧口中多涎。

槟榔三分　丁香一分，不见火　半夏汤洗七次，一两　细辛去叶　干姜炮　人参各半两，去芦

43

上为细末，姜汁煮糊圆如梧子大。每服二三十圆，姜汤下，日三服。

干姜圆《圣惠方》

治酒癖停饮吐酸水。

干姜炮　葛根　枳壳去瓤，锉，麸炒　橘红　前胡去苗，净洗。各半两　白术　半夏曲各一两　甘草炙　吴茱萸汤泡七次，焙。各一分

上为细末，炼蜜圆如梧子大。每服三十圆，用饮下。甲寅年服上二方有验。

芫花圆

治积聚停饮，痰水生虫，久则成反胃，及变为胃痛，其说在《灵枢》及《巢氏病源》。

芫花醋制干，秤，一两　干漆炒令烟尽　狼牙根　桔梗炒黄　藜芦炒　槟榔各半两　巴豆十个，炒微黑黄

上为细末，醋糊圆如赤豆大。每服二三圆，加至五七圆，食前姜汤下。

第六卷《病能论》云："黄帝问曰：'人病胃脘痈者，诊当何如？'岐伯对曰：'诊此者，当得[1]胃脉。其脉当沉细，沉细[2]气逆，逆者人迎甚盛，甚盛则热。人迎者，胃脉也。逆而盛，则热聚于胃口而不行，故胃脘为痈也。'"

此方常服化痰消坚杀虫。予患饮癖三十年，暮年多嘈杂，痰饮来潮即吐，有时急饮半杯即止，盖合此证也。因读《巢氏病源论》"酒瘕"云，饮酒多而食谷少，积久渐瘦，其病常思酒，不得酒则吐，多睡不复能食。是胃中有虫使然，名为酒瘕。此药治之，要之须禁酒即易治，不禁无益也。

《巢氏病源论》第十九卷《论积聚癥瘕》中载，人之积聚癥瘕，皆

---

[1]《素问·病能论》原文为"候"。
[2]《素问·病能论》原文为"沉细者"。

由饮食不节，脏腑虚弱而生，久则成形云云。

予生平有二疾，一则脏腑下血，二则膈中停饮，下血有时而止，停饮则无时。始因年少时夜坐为文，左向伏几案，是以饮食多坠向左边，中夜以后稍困乏，必饮两三杯，既卧就枕，又向左边侧睡，气壮盛时，殊不觉。三五年后，觉酒只从左边下，漉漉有声，胁痛，饮食殊减，十数日必呕数升酸苦水，暑月只是右边身有汗，絷絷常润，左边病处绝燥，遍访名医及海上方服之，少有验。间或中病，止得月余复作，其补则如天雄、附子、矾石，其利则如牵牛、甘遂、大戟，备尝之矣。予后揣度之，已成癖囊，如潦水之有科臼，不盈科不行，水盈科而行也，清者可行，浊者依前淳滀，盖下无路以决之也。是以积之五七日必呕而去，稍宽数日复作。脾，土也，恶湿，而水则流湿，莫若燥脾以胜湿，崇土以填科臼，则疾当去矣。于是悉屏诸药，一味服苍术，三月而疾除。自此一向服数年，不吐不呕，胸膈宽，饮啖如故，暑月汗周身而身凉，饮亦当中下。前此饮渍其肝，目亦多昏眩，其后灯下能书细字，皆苍术之力也。其法苍术一斤，去皮切末之，用生油麻半两，水二盏，研滤取汁，大枣十五枚，烂煮去皮核研，以麻汁匀研成稀膏，搜和入臼熟杵，圆梧子大，干之。每日空腹用盐汤吞下五十圆，增至一百圆、二百圆，忌桃李雀鸽。初服时必膈微燥，且以茅术制之，觉燥甚，进山栀散一服，久之不燥矣。予服半年以后，止用燥烈味极辛者，削去皮不浸极有力，亦自然不燥也。山栀散用山栀子一味，干之为末，沸汤点服。故知久坐不可伏向一边，时或运动，亦消息之法。

紫苏散

治肺感风寒作嗽。

紫苏叶　桑白皮_{洗净，蜜涂，炙黄}　青皮_{去白}　五味子_拣　杏仁_{去皮尖，炒}　麻黄_{去节}　甘草_{炙。各等分}

上细末。每服二钱，水一盏，煎至七分，温服。

诃子饮

利膈去涎，思食止嗽。

诃子煨,去核　青皮去白　麦门冬水浸去心。各半两　槟榔四个　半夏三分,汤浸七次　甘草一分,炙

上为粗末。每服四钱，水二盏，生姜七片，同煎至七分，去滓温服，日二三服。

贝母汤

治诸嗽久不瘥。

贝母一两,去心,姜制半日,焙　黄芩生,去皮　干姜生。各一两　陈皮去白　五味子各一两,拣　桑白皮洗净,蜜炙黄　半夏汤浸七次　柴胡去苗,净洗　桂心不见火。各半两　木香一分　甘草一分,炙

上为粗末。每服五钱，水一盏半，杏仁七个，去皮尖碎之，生姜七片，同煎至七分，去滓热服。黄师文云："戊申冬有姓蒋者，其妻积年嗽，制此方授之，一服瘥。以此治诸嗽，悉皆愈。"

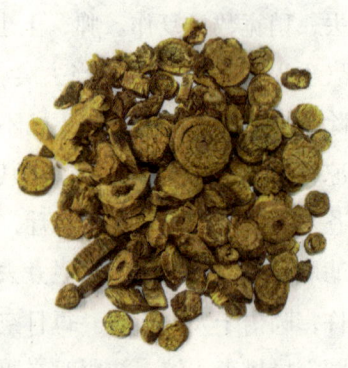

黄芩

积聚凝滞五噎膈气

大抵治积，或以所恶者攻之，以所喜者诱之，则易愈。如硇砂、水银治肉积；神曲、麦蘖治酒积；水蛭、虻虫治血积；木香、槟榔治气积；牵牛、甘遂治水积；雄黄、腻粉治涎积；礞石、巴豆治食积，各从其类也。若用群队之药，分其势则难取效。许嗣宗所谓譬犹猎不知兔，广络原野，冀一人获之，术亦疏矣。须是认得分明，是何积聚，然后增加用药。不尔，反有所损。嗣宗自谓不著书，在临时变通也。

缠金丹

治五种积气及五噎，胸膈不快，停痰宿饮。

木香　丁香　沉香　槟榔　官桂 去粗皮，不见火　胡椒　硇砂 研　白丁香 各一钱　肉豆蔻　飞矾 各一分　马兜铃 炒　南星 炮　五灵脂 拣如鼠屎者，淘去沙石，日干　瓜蒌根　半夏 汤洗七次 各半两　朱砂 三分，水飞，留半为衣

上为细末，入二味研药和匀，生姜汁煮糊圆如梧子大。每服三圆，生姜汤下，或干嚼萝卜下。

枳壳散

治心下蓄积痞闷，或作痛，多噫，败卵气。

枳壳 去穰，锉，麸炒　白术 各半两　香附子 一两，麸炒，舂去皮　槟榔 三钱

上为细末，每服二钱，米饮调下，日三服，不拘时候。庞老方。

诃子圆

治伏积注气，发则喘闷。

诃子 去核　白茯苓 去皮　桃仁 去皮尖，炒　枳壳 去穰，锉，麸炒　桂心 不见火　槟榔　桔梗 炒　白芍药　川芎 洗　川乌 炮，去皮尖　人参 去芦　橘红　鳖甲 淡醋煮去裙膜，洗净，酸醋炙黄。各等分

上为细末，炼蜜杵，圆如梧子大。酒下二十圆，熟水亦得。

硇砂圆

治一切积聚，有饮心痛。

硇砂研　荆三棱锉末　干姜炮　白芷不见火　巴豆出油，各半两　大黄别末　干漆各一两，锉，炒令烟尽　木香　青皮去白　胡椒各一分　槟榔　肉豆蔻各一个

上为细末，酽醋二升，煎巴豆五七沸，后下三棱、大黄末，同煎五七沸，入硇砂同煎成稀膏，稠稀得所，便入诸药和匀杵，圆如绿豆大。年深气块，生姜汤下四五圆；食积熟水下；白痢干姜汤下；赤痢甘草汤；血痢当归汤，葱酒亦得。

紫金丹

治男子、妇人患食劳、气劳，遍身黄肿，欲变成水肿，及久患痃癖，小肠膀胱，面目悉黄。

胆矾三两　黄蜡一两　青州枣五十个

上于瓷合内用头醋五升，先下矾枣，慢火熬半日以来，取出枣去皮核，次下蜡一处，更煮半日如膏，入好腊茶末二两同和，圆如梧子大。每服二三十圆，茶酒任下，如久患肠风痔漏，陈米饮下。

宗室赵彦才下血，面如蜡，不进食，盖酒病也。授此方服之，终剂而血止，面色鲜润，食亦倍常。新安有一兵士亦如是，与三百粒，作十服，亦愈。

感应圆 此用丁香、木香，皆少于《官局方》一两，盖欲速于去积，若常服或老幼怯弱之疾，尚当审之。

治沉积。

丁香　木香各半两　干姜一两，炮　百草霜二两，研　肉豆蔻二十个　巴豆六十个，取霜　杏仁一百四十个，去皮尖　麻油一两，秋冬增半两，减蜡半两　煮酒蜡四两

上以二香姜蔻为细末，并三味研极匀，炼油蜡和成剂，油纸裹，旋

圆如绿豆大，熟水下五七圆。此药近年盛行于世，有数方，唯此真高家，予得之于王景长，用之的有准。

枳壳散

治五种积膈气，三焦痞塞，胸膈满闷，背膂引疼，心腹膨胀，胁肋刺痛，食饮不下，噎塞不通，呕吐痰逆，口苦吞酸，羸瘦少力，短气烦闷，常服顺气宽中，消痃癖积聚，散惊忧恚气。宜服枳壳散。

枳壳去穰，锉，麸炒　荆三棱　橘皮去白　益智仁　蓬莪茂　槟榔　肉桂不见火，各一两或各六两一钱　干姜炮　厚朴去粗皮，姜汁炙　甘草炙　青皮去白　肉豆蔻　木香各半两或各三两

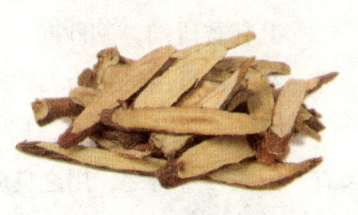

上为细末。每服二钱重，水一盏，生姜五片，枣一个，同煎至七分，热服，盐点亦得，不拘时候。

五噎膈气圆

治气食忧劳思虑。

半夏汤浸七次，薄切，焙　桔梗各二两，炒　肉桂不见火　枳壳去穰，麸炒。各一两半

上细末，姜汁糊圆如梧子大，姜汤下三十圆，食后临卧服。

熏膈圆

治胸膈闷塞作噎。

麦门冬去泥去心　甘草炙。各半两　人参去芦　桂心不见火　细辛去叶　川椒去目并合口，微火炒，地上出汗　远志去心，炒　附子炮，去皮脐　干姜炮。各二钱

上细末，炼蜜圆如鸡头大。绵裹一圆含化，食后日夜三服。

膀胱疝气小肠精漏

念珠圆

治膀胱疝气,外肾肿胀,痛不可忍。

乳香 乳钵坐水盆中,研　硇砂 各三钱,飞　黄蜡 一两

上乳香研细,硇砂同研匀,镕蜡和圆,分作一百单八,以绵穿之,露一夕,次日用蛤粉为衣,旋取一粒,用乳香汤吞下。

顷年有人货疝气药,肩上担"人我"二字,以为招目,日货数千,有一国医多金得之,用之良验。

硇砂圆

木香　沉香　巴豆肉 全者。各一两　铜青 半两,研　青皮 二两,不去皮　硇砂 一分,研

上前二香、青皮三味细锉,同巴豆慢火炒,令紫色为度,去巴豆,为末,入青砂二味研匀,蒸饼和圆如梧子大。每服七圆至十圆,盐汤吞下,日二三服,空心食前服。

金铃圆

治膀胱肿硬,牵引疼痛,及治小肠气阴囊肿,毛间水出。

金铃子 肉,五两　茴香 炒　马兰花 炒　菟丝子 酒浸,曝干,用纸条子同碾　海蛤　破故纸 炒香　海带 净洗。各三两　木香　丁香 各一两

上细末,糊圆如梧子大。每服二三十圆,温酒盐汤下,空心食前服。

炒葱白熨法(方名原脱,据参校本本目录补上)

治小便难,小肠胀,不急治杀人。

上用葱白三斤，细锉炒令热，以帕子裹，分作两处，更替熨脐下即通。

茴香散

治膀胱气痛。

茴香炒　蓬莪茂　金铃子肉　荆三棱各一两，二味炮熟，锉　甘草半两，炙

上细末。每服二钱，热酒调下，强幼安云，每发痛甚连日，只一二服立定。

顷在徽城日，歙尉宋荀甫，膀胱气作疼不可忍，医者以刚剂与之，疼愈甚，小便不通三日矣，脐下虚胀，心闷。予因候之，见其面赤黑，脉洪大。予曰："投热药太过，阴阳痞塞，气不得通。为之奈何？"宋尉尚手持四神丹数粒，云："医者谓痛不止，更服之。"予曰："若服此定毙。"后无悔，渠恳求治。予适有五苓散一两许，分三服，易其名，用连须葱一茎，茴香一撮，盐一钱，水一盏半，煎七分，令接续三服，中夜下小便如墨汁一二升，脐下宽得睡。翌日诊之，脉已平矣，续用硇砂圆与之，数日瘥。大抵此疾因虚得之，不可以虚而骤补药。《经》云："邪之所凑，其气必虚。"留而不去，其病则实。故必先涤所蓄之邪，然后补之，是以诸方多借巴豆气者，谓此也。

金锁丹 亦名茴香圆

治遗精梦漏，关锁不固。

舶上茴香炒　胡芦巴　破故纸炒香　白龙骨巳上各一两　木香一两半　胡桃肉三七个，研　羊石子三对，破开，盐半两擦炙熟，研如泥

上五味为末，下二味同研成膏，和酒浸蒸饼杵熟，圆如梧子大。每服三五十圆，空心温酒下。

清心圆

治经络热，梦漏，心忪恍惚，膈热。

黄柏皮 一两

上为细末。用生脑子一钱，同研匀，炼蜜圆如梧子大。每服十圆至十五圆，浓煎麦门冬汤下。大智禅师方。梦遗不可全作虚冷，亦有经络热而得之。

猪苓圆

上用半夏一两，破如豆大，用木猪苓四两，先将一半炒半夏黄色，不令焦，地上出火毒，半日，取半夏为末，糊圆如梧子大，候干，更再用前猪苓末二两，炒微裂，同用不泄沙瓶养之，空心温酒盐汤下三四十圆，常服于申未间，冷酒下。

此药治梦遗。梦遗有数种，下元虚惫，精不禁者，宜服茴香圆；年壮气盛，久节淫欲，经络壅滞者，宜服清心圆；有情欲动中，经所谓所愿不得，名曰白淫，宜《良方》茯苓散。正如瓶中煎汤，气盛盈溢者，如瓶中汤沸而溢；欲动心邪者，如瓶之倾侧而出；虚惫不禁者，如瓶中有罅而漏，不可一概用药也。又有一说。《经》曰，肾气闭即精泄。《素问》云："肾者，作强之官，伎巧出焉。"又曰："肾气藏精，盖肾能摄精气以生育人伦者也，或敛或散，皆主于肾，今也肾气闭，则一身之精气无所管摄，故妄行而出不时也。"猪苓圆一方，正为此设，此古方也。今盛行于时，而人多莫测其用药之意。盖半夏有利性，而猪苓导水，盖导肾气使通之意也。予药囊中尝贮此药，缓急以与人，三五服皆随手而验。林监丞庇民，亦数服而愈。

《良方》茯苓散

坚白茯苓不以多少，为细末，每服五钱，温水调下，空心食前临卧时服，一日四五服。

卷 外

顺气木香散

治气不升降，呕逆恶心，胸膈痞满，胁肋胀闷，及酒食所伤，噫气吞酸，心脾刺痛，大便不调，面黄肌瘦，不思饮食，兼疗妇人血气刺痛，及一切冷气绕脐撮痛。

良姜去芦，炒　干姜炮　茴香炒　陈皮去白　缩砂　肉桂去粗皮，不见火　丁皮不见火　桔梗去芦，炒　厚朴去粗皮，姜制　苍术米泔浸　甘草炙。各等分

去干姜、丁皮、厚朴，加香附子、青皮，曰和气散。

上细末。每服二钱，水一盏，生姜三片，枣二枚，同煎八分，稍热服，不拘时候，或入盐少许，沸汤点服。常服宽中和胃。

卷第四

翻胃呕吐霍乱

附子散

治翻胃。

附子一枚极大者,坐于砖上,四面著火,渐渐逼热,淬入生姜自然汁中,再用火逼,再淬,约尽姜汁半碗,焙干末之,每服二钱,水一盏,粟米少许,同煎七分,不过三服。

鲫鱼散

大鲫鱼一个,去肠留胆,纳绿矾末,填满缝口,以炭火炙令黄干,为末,每服一钱,陈米饮调下,日三服。

枇杷叶散

定呕吐利膈。

枇杷叶去毛 人参去芦。各一分 茯苓去皮,半两 茅根二分 半夏三分,汤浸七次

上细锉。每服四钱,水一盏半,生姜七片,慢火煎至七分去滓,入槟榔末半钱,和匀服之。庞老方。

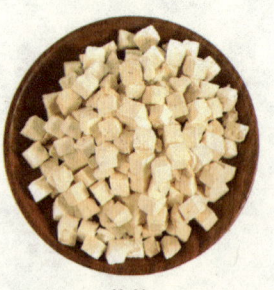

茯苓

白术散

食后多吐,欲作翻胃。

泽泻　白术　茯苓去皮。各等分

上为细末，每服一钱，汤调温服。

竹茹汤

治胃热呕吐。

干葛三两　甘草三分，炙　半夏三分，姜汁半盏，浆水一升煮，耗半

上粗末。每服五钱，水二盏，生姜三片，竹茹一弹大，枣一个，同煎至一盏，去滓温服。

胃热者，手足心热。政和中一宗人病伤寒，得汗身凉，数日忽呕吐，药与饮食俱不下，医者皆进丁香、藿香、滑石等药，下咽即吐。予曰："此正汗后余热留胃脘，孙兆竹茹汤政相当尔。"亟治药与之，即时愈。《良方》槐花散亦相类。

槐花散

治热吐。

皂角去皮，烧令烟绝　白矾熬　槐花炒黄黑色　甘草炙

上四味等分，为末。每服二钱，白汤调下。喜与李使君曾病呕，每食讫辄吐，如此两月，服翻胃药愈甚，或谓有痰饮，投半夏旋覆之类，亦皆不验，幕下药判官授此方，服之即瘥。又有一老青衣久病呕，与服之又瘥。大凡吐多是膈热，热且生涎，此药能化胃膈热涎，特有殊效。

青金丹

治霍乱吐泻不止及转筋，诸药不效者，一粒治一人。

硫黄一两，研　水银八钱

上二味，铫子内炒，柳木篦子不住搅匀，更以柳枝蘸冷醋频频洒，候如铁色，法如青金块方成，刮下再研如粉，留少半为散，余以粽子尖三个，醋约半盏，研稀稠得所，成膏和圆，如鸡头大，朱砂为衣。每服

一圆,煎丁香汤磨化下,热服,如服散子,丁香汤调下一钱。伤寒阴阳乘伏,用龙脑冷水磨下,日二三服。

香灵圆

治呕吐不止。

丁香　好辰砂研飞。各六钱　五灵脂拣如鼠屎者,淘去沙石,日干,四钱

上香脂先细末,后入砂,再研匀,狗胆或猪胆为圆,如鸡头大,每服一圆,生姜橘皮汤磨下。

脏腑泄滑及诸痢

鞠䓖圆

治脾胃中风湿，脏腑泄滑。

䓖䓖　神曲碎炒　白术　附子炮，去皮脐。各等分

上为细末，用糊圆如梧子大。每服三五十圆，米饮下。

左氏述，楚子围萧，萧将溃，申叔展告还无社，曰："有麦曲乎？有山鞠䓖乎？"鞠䓖，䓖䓖也。意欲令逃水中以避祸，是知䓖䓖能除湿。予尝加术附以制方，治脾湿而泄者，万无不中。此药亦治飧泄。《素问》云："春伤于风，夏必飧泄。"飧泄者，食谷不化。盖春木旺时，肝生风邪，淫于脾经，至夏饮冷当风，故多飧泄。此药尤宜。

【点评】上文"左氏述"言出自《左传·宣公十二年》。申叔展，春秋时期楚国大夫；还无社，萧邑大夫，两人为朋友。宣公十二年（公元前597年），楚国攻打萧国，萧国即将面临落败，于是二人以暗语相商，约定相救。

《左传》中记载："……还无社与司马卯言，号申叔展。叔展曰：'有麦曲乎？'曰：'无。''有山鞠䓖乎？'曰：'无。''河鱼腹疾奈何？'曰：'目于眢井而拯之。''若为茅绖，哭井则已。'明日萧溃，申叔视其井，则茅绖存焉，号而出之。"

此段大意为：两军对阵时，还无社喊申叔展出来。申叔展欲以暗语相救，问他："有麦曲吗？"还无社说："没有！"申叔展又说："有山鞠䓖吗？"还无社说："没有！"申叔展说："假如河里的鱼得了肠胃病怎么办呢？"还无社说："等鱼游到枯井洞时再来救它们。"申叔展说："那你用茅草做个丧带，对着井哭吧。"第二天，萧邑城破，申叔展找到一口盖茅草的枯井，呼喊还无社将其救了出来。

这段故事中二人同为医生，申叔展以可除湿之药作为提示，暗喻让还无社躲在与水湿相关的地方，自己则扮演"药"的角色前去"除湿"——搭救还无社。

陈曲圆

磨积止泄痢，治心腹冷痛。

陈曲一两半　干姜炮　官桂不见火　白术　厚朴去粗皮，姜汁炙　人参去芦　当归去芦，薄切，焙干　甘草炙，各半两

上细末，炼蜜圆如梧子大。每服三四十圆，酒或淡醋汤下，空心食前，日二服，发时不时增数。

木香圆

治冷气下泻。

木香半两　川乌生，去皮尖，一两

上细末，醋糊圆如梧子大。陈皮醋汤下三五十圆。

温脾汤

治痼冷在肠胃间，连年腹痛泄泻，休作无时，服诸热药不效，宜先取去，然后调治易瘥，不可畏虚以养病也。宜温脾汤。

厚朴去粗皮，姜制　干姜炮　甘草　桂心去皮，不见火　附子生，去皮脐，各半两　大黄生，四钱，碎切，汤一盏渍半日，搦去滓煎服，时和滓下

上细锉，水二升半，煎八合后，下大黄汁再煎六合，去滓，澄去脚，不要晚食，分三服温服，自夜至晓令尽，不快，食前更以干姜圆佐之。

干姜圆

干姜炮　巴豆去心，炒黄，研　大黄湿纸裹，甑上蒸　人参各一钱，去芦

上除巴豆，余为末，同研，炼蜜圆如梧子大。服前汤时，用汤吞下

一圆，米饮亦得。

有人因忧愁中伤，食结积在肠胃，故发吐利，自后至暑月，稍伤则发，暴下数日不已。《玉函》云："下利至隔年月日不期而发者，此为有积，宜下之。"只用温脾汤尤佳，如难取，可佐以干姜圆，后服白术散。

白术散

白术　木香　附子炮，去皮脐　人参去芦。各等分

上细末。每服二钱，水一盏，生姜三片，枣一个，煎六分，温服。

灵砂丹

治积痢。

硇砂一分　朱砂一分，并研极细

上另用黄蜡半两，巴豆三七粒，去壳皮膜，同于银石器内，重汤煮一伏时，候巴豆紫色为度，去二七粒，只将一七粒与前来二味同再研极匀，再镕蜡匦药，每旋圆绿豆大。每服三圆至五圆，水泻生姜汤下，白痢艾汤，赤白痢乌梅汤，服时须极空腹。服毕一时，方可吃食，临卧尤佳，次食淡粥一日。疟疾，乳香汤和饮服，不发日晚间服。

此药不动气，服之泻者止，痢者断，疼者愈，有积者内化，亦不动脏腑。大凡痢有沉积者，不先去其积，虽安，暂安后必为害。尝记陈侍郎泾仲，庚戌秋过仪真求诊。初不觉有疾，及诊视，则肝脉沉弦，附骨取则牢。予曰："病在左胁有血积，必发痛。"陈曰："诚如是。"前此守九江被召，冒暑涉长江，暨抵行朝，血痢已数日矣。急欲登对，医者以刚剂燥之，虽得只数日，脐下一块大如杯，不旬日如碗大，发则不可忍。故急请官祠以归，为之奈何？予曰："积痢不可强止，故血结于脐胁下，非抵当圆不可。"渠疑而不肯服，次年竟以此终。抵当圆在第九卷中。

木香散

治诸痢。

木香_{半两，用黄连半两各锉，同炒用} 甘草_{一两，炙} 罂粟壳_{半两，生姜半两，碎，同炒}

上细末，入麝少许研匀，陈米饮下二钱。《佛智和尚传》云："在关中尝合以济人，治血痢尤奇。"

五味子散

治肾泄。

五味子_{二两，拣} 吴茱萸_{半两，细粒绿色者}

上二味同炒香熟为度，细末。每服二钱，陈米饮下。

顷年有一亲识，每五更初欲晓时，必溏痢一次，如是数月。有人云："此名肾泄，肾感阴气而然，得此方服之而愈。"

诃子圆

治脾胃不和，泄泻不止，诸药不效。

诃子_{去核} 川姜_炮 肉豆蔻 龙骨 木香 赤石脂 附子_{炮，去皮脐}

上并等分为细末，糊圆如梧子大。每服四十圆，米饮下。

虚热风壅喉闭清利头目

利膈汤

治虚烦上盛，脾肺有热，咽喉生疮。

鸡苏叶　荆芥穗　桔梗炒　防风去钗股　牛蒡子隔纸炒　甘草各一两，炙　人参半两，去芦

上细末。每服一钱，沸汤点服。如咽痛口疮甚者，加僵蚕一两。国医都君予方。

川芎散

治风盛膈壅，鼻塞清涕，热气攻眼，下泪多眵，齿间紧急，作偏头疼。

川芎洗　柴胡去苗，洗。各一两　半夏曲　甘草炙　甘菊　细辛去叶　人参去芦　前胡去苗，洗　防风去钗股。各半两

上为粗末。每服四钱，水一盏，生姜四片，薄荷五叶，同煎至七分，去滓温服。

芎辛圆

治头痛面赤，烦闷咽干，上膈风痰，头目晕昏，百节疼痛，背项拘急。

川芎洗　防风去钗股　僵蚕去丝、嘴，炒　独活黄色如鬼眼者，去芦，洗，焙，秤。各一两　天麻四两　桔梗炒，三两　细辛去叶　白附子炒　羌活洗，去芦　甘草炙。各半两　薄荷　荆芥穗各一两半

上细末，炼蜜圆如弹子大。每服一粒，清茶酒嚼下，食后。

通膈圆

治上焦虚热，肺脘咽膈有气，如烟抢上。

黄连去须　茯苓去皮　人参各三两，去芦　朱砂一分，水飞　真脑子少许

上细末，研匀，炼蜜圆如梧子大。熟水下三五圆，日二三服。

门冬圆

治心经有热。

麦门冬一两，水浸去心　川黄连去须，半两

上细末，炼蜜圆如梧子大。食后熟水下二三十圆。

《千金》地黄圆

治心热。

川黄连去须，四两，粗末　生地黄半斤，研取汁，连滓，二味匀，日干

上细末，炼蜜圆如梧子大。每服三十圆，食后麦门冬汤下。

人参散

治邪热客于经络，肌热痰嗽，五心烦躁，头目昏痛，夜多盗汗。此药补和真气，解劳倦，妇人血热虚劳骨蒸，并皆治。宜服人参散。

人参去芦　白术　白茯苓去皮　柴胡去苗，洗　半夏曲　当归洗，去芦，薄切，焙干，秤　赤芍药　干葛　甘草各一两，炙　子芩半两，去皮

上为细末。每服三钱，水一盏，生姜四片，枣二个，煎至八分，不拘时候带热服。但是有劳热证，皆可服，热退即止。大抵透肌解热，干葛第一，柴胡次之，所以升麻葛根汤为解肌之冠也。

清气散

调荣卫，顺三焦，治风壅，消痰涎，退烦热。

前胡去苗，洗　柴胡去苗，洗　川芎洗　枳壳去瓤，锉，麸炒　白术　青

皮去白　羌活去芦　独活黄色如鬼眼者，去芦，洗，焙，秤　甘草炙　茯苓去皮　人参去芦。各等分

上为末。每服二钱，水一盏，荆芥一穗，煎七分服。此方败毒散中去桔梗，加白术、青皮，增损亦有理，用之良验。

柴胡散

治邪入经络，体瘦肌热，推陈致新，解利伤寒时疾，中暍伏暑。

柴胡四两，洗，去苗　甘草一两，炙

上细末。每服二钱，水一盏，同煎至八分，食后热服。此药冬月可以润心肺，止咳嗽，除壅热；春夏可以御伤寒时气，解暑毒，居常不可缺，兼不以长幼，皆可服之，仓卒可以使得效。

地仙散

治骨蒸肌热，解一切虚烦躁，生津液。

地骨皮洗，去心　防风去钗股。各一两　甘草炙，一分

(《济生方》：地骨皮二两，防风一两，甘草炙半两。上吹咀。每服四钱，水半盏，姜五片，同煎。)

上细末。每服二钱，水一盏，生姜三片，竹叶七片，煎至七分，服信效。一方增人参半两，鸡苏一两，甘草添一分。

肿满水气蛊胀

葶苈圆

治腹中有湿热气，目下作肿，如新卧起蚕之状，两足胫微肿。病在肾，肾者少阴也；标在肺，肺者太阴也。故中满气急咳嗽，喘息有音，每就卧则右胁有气上冲，肩腋与缺盆相牵引不快，少思饮食。

甜葶苈半两，炒令香　郁李仁汤去皮尖，熬紫色，秤三分，二味别研如膏，令极匀　白术半两　牵牛子半两，一半生一半熟用　赤茯苓去皮　桑白皮蜜炙，锉　羌活洗去土　汉防己　陈橘皮去白　泽泻以上各三分

上细末，与上二味同研，炼蜜和入臼内治之，圆如梧子大。初服十圆，空心晚食前，日二服，生姜橘皮汤下，不知，加至二三十圆，以知为度。

实脾散

治脾元虚浮肿。

大附子一个，炮，去皮脐　草果子去皮　干姜炮。各二两　甘草一两，炙　大腹连皮，六个　木瓜一个，去瓤，切片

上用水于砂器内同煮，一半以来，擘开干姜，心内不白为度，不得全令水干，恐近底焦，取出锉，焙为末，每服空心日午，用沸汤点服。

羌活散

治水气。

羌活洗去土　萝卜子各等分

上同炒香熟，去萝卜子不用，末之，温酒调下二钱，一日一服，二日二服，三日三服，取效。嘉兴主簿张昌时传方。

大枣汤

治四肢肿满。

白术三两，㕮咀。每服半两，水一盏半，大枣三枚，拍破，同煎至九分，去滓温服，日三四服，不拘时候。

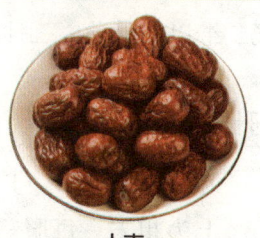

大枣

茯苓散

治肿满小便不利。

郁李仁去皮尖，微炒，四钱　槟榔二个　赤茯苓去皮　白术　甘遂切片，炒。各二钱　橘皮一钱半，去白

上细末。每服一钱，姜枣汤调下。

又方：

厚朴去皮，姜汁制，炒，半两　牵牛子五两，炒取末二两

上细末。每服二钱，煎姜枣汤调下。

知母汤

治游风攻头面，或四肢作肿块。

知母一两　麻黄去根节　黄芪蜜炙　甘草炙　羌活洗去土　白术　枳壳去瓤，锉，麸炒。各半两

上粗末。每服四钱，水一盏半，牛蒡子百粒，研碎，煎至七分温服，日三四，觉冷不用牛蒡子。

麻黄

有一达官，其母年七十中风，手足拘挛，平日只是附子之类扶养。一日面浮肿，手背亦肿，寻常有一国医供药，诊云是水病，欲下大戟、牵牛以导之，其家大惊忧惶，召予议之。予曰:"《素问》称'面肿曰风,足胫肿曰水'。此服附子大过,正虚风生热之证,咽必噎塞,膈中不利。"诚言,予乃进升麻牛蒡圆参汤,继以知母汤,三日悉愈。

升麻牛蒡圆参汤

升麻一两,去芦　牛蒡子二两,炒　人参半两,去芦

上为粗末。每服三钱,水一盏,煎七分,非时服。此药能消肿祛风,不动正气,一日可三服。

尝见一书中论水蛊二病,脐腹四肢悉肿者为水,但腹胀四肢不甚肿者为蛊。有中表一妇人患蛊病,予谓不可下,当实脾。不然之,卒后入棺木,腹与棺盖平。治蛊宜石中黄圆。(方在卷后)

肾脏风及足膝腰腿脚气

治肾脏风攻注脚膝方

连珠甘遂一两　木鳖子二个，一雌一雄，去壳，研

上为末，猳猪腰子二个破开，药末一钱掺匀，湿纸裹数重，慢火煨熟，放温。五更初细嚼米饮下，积水多则利多，少则少也，宜软饭将息。

壬子年，在毗陵有姓马人鬻油，久不见，因询其亲，云："宿患肾脏风，今一足发肿如瓠，自腰以下，钜细通为一律，痛不可忍，卧欲转侧，则两人挟持方可动，或者欲以铍刀决之。"予曰："未可，予有药，当合以赠。如上法服之。"辰巳间下脓如水晶者数升，即时痛止肿退。一月后尚拄拐而行，予再以赤乌散令涂贴其膝方愈。后十年过毗陵，率其子列拜以谢云："向脚疾至今不复作，虽积年肾脏风并已失，今健步不苦矣。"

乌头圆

治肾脏风上攻下疰，生疮并癣。

川乌二两，去皮尖　草乌一两，二味以黑豆半斤煮透软，去皮脐，片切，日干　地龙去土，秤　白附子炮　天麻各半两

上为细末，酒糊圆如梧子大。每服二三十圆，空心食前盐汤、盐酒吞下。

虎骨酒

去风补血益气，壮筋骨，强脚力。

虎胫骨真者，酒浸，酥炙　萆薢　牛膝洗净，锉，焙，酒浸一宿，再焙　仙灵脾　薏苡仁　熟干地黄酒洒，九蒸九曝，焙干，秤。各二两

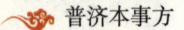

上细锉，绢袋盛，浸酒二斗，饮可一盏，入酒一盏，可得百日，妇人去牛膝。

槟榔汤

治脚气。

槟榔三钱　生姜三片　紫苏七叶　陈皮三枚

上以水一大盏，煎七分，去滓，稍热服。

少府监韩正彦暴得疾，手足不举，诸医以为风，针灸臂腿不知痛，孙兆作脚气，与此药乃愈。

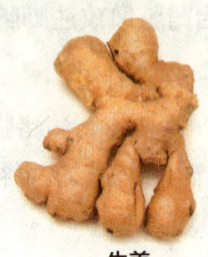

生姜

【点评】脚气病，中医症见腿脚软弱疼痛，或发浮肿，甚至还会有逆传上心之证，盛行于晋唐。曾被认为是现代的维生素 B_1 缺乏症之一，当代医者认为是矿物药中毒引起的多发性神经炎。此外，"脚气"在现代又被用指真菌引起的"脚癣"或"足癣"，二者往往会发生混淆。足癣是由红色毛癣菌、须毛癣菌等皮肤癣菌所引起的足部浅表皮肤真菌感染，不可普遍地将古书中的"脚气"直接转换成"足癣"，这是严重谬误。古人说的"脚气"与现代的"脚气"完全不同。

地黄圆

益气血，补肝肾，祛风湿，壮脚膝。

熟干地黄酒洒，九蒸九曝，焙干，一两　牛膝洗，锉，焙，酒浸一宿，再焙　石斛洗，去根，各三分　肉苁蓉水洗，酒浸，切片，焙　茵芋去梗，锉，炒　防风去钗股　川芎洗　五味子拣　桂心不见火　附子炮，去皮脐　薏苡仁各半两，炒

上为末，炼蜜圆如桐子大。每服三四十圆，酒吞下，空心食前。

虎骨酒

治腰脚疼痛，挛急不得屈伸，及腿膝冷麻。

虎骨一具，及胫骨二茎，用酥涂炙黄、捶碎，同无灰酒三斗，密封

七日，空心晚食前温之，随意饮。

思仙续断圆

治肝肾风虚气弱，脚膝不可践地，腰脊疼痛，风毒流疰下经，行止艰难，小便余沥。此药补五脏内伤，调中益精凉血，坚强筋骨，益智轻身耐老。

思仙木 即杜仲也，去皮，锉，炒令黑，五两　五加皮　防风 去钗股　薏苡仁　羌活 洗去土　川续断 洗，锉，焙干　牛膝 洗，锉，焙，酒浸一宿，再焙。各三两　萆薢 四两　生干地黄 五两

上细末，好酒三升化青盐三两，用大木瓜半斤，去皮子，以盐酒煮木瓜成膏和杵，圆如桐子大。每服五十圆，空心食前温酒盐汤下，膏子少，益以酒糊。

续骨丹

治两脚软弱，虚羸无力，及小儿不能行。

天麻 明净大者，酒浸一夕　白附子 炮　牛膝 洗，锉，焙，酒浸一宿，再焙　木鳖子 去壳，研。各半两　乌头 炮，去皮脐，一分　川羌活 洗去土，半两　地龙 去土，秤，一分　滴乳香 乳钵坐水盆中，研细　真没药 研。各二钱　朱砂 水飞，一钱

上以生天南星末一两，无灰酒煮糊圆如鸡头大，朱砂为衣，薄荷汤磨一粒，食前服。

茵芋圆

治风气积滞成脚气，常觉微肿，发则或痛。

茵芋叶 锉，炒　薏苡仁 各半两　郁李仁 去皮尖，微炒，一两　牵牛子 三两，生取末一两半

上细末，炼蜜圆如梧子大。每服二十圆，五更姜枣汤下，未利加至三十圆，日三，快利为度，白粥补。

薏苡仁圆

治腰脚走注疼痛，此是脚气。宜薏苡仁圆。

薏苡仁　茵芋 去梗，锉，炒　白芍药　牛膝 洗，锉，焙，酒浸一宿，再焙　川芎 洗　丹参 去芦　防风 去钗股　独活 黄色如鬼眼者，去芦，洗，焙，秤。各半两　侧子 一枚，炮，去皮脐　熟干地黄 洒酒，九蒸九曝，焙，秤　桂心 不见火　橘皮 各一两

上细末，炼蜜圆如梧子大。每服三四十圆，酒下，食前，日三服，木瓜汤下亦得。

今人谓之脚气者，黄帝所谓"缓风湿痹"也。《千金》云："顽弱名缓风，疼痛为湿痹。"大抵此疾不可以三五服便效，须久服得力。唐张文仲云："风有一百二十四种，气有八十种，唯脚气头风上气，常须服药不绝，自余则随其发动，临时消息。但有风气之人，春末夏初及秋暮得通泄，则不困剧。"所谓通泄者，如麻黄、牵牛、郁李仁之类是也，不必苦快利药也。

鹿茸圆

治肾虚腰痛。

鹿茸不拘多少，切作片子，酥炙黄末之，酒糊圆如梧子大，空心食前盐汤下三五十圆。

药棋子

治腿腰痛、气滞。

牵牛不拘多少，用新瓦入火煿，得通赤，便以牵牛顿在瓦上，自然一半生，一半熟，不得拨动，取末一两，入细研硫黄一分，同研匀，分三分，每用白面一匙，水和捍开，切作棋子，五更初以水一盏煮熟，连汤温送下。住即已，未住，隔日再作。予尝有此疾，每发只一服痛止。《病源》曰："腿腰痛者，或堕伤腰，是以痛。"

紫金丹

万金方治十种水气。

禹余粮三两 **针砂**五两，须是真者，市中所卖，多杂砂铁屑，最宜拣择。先用水淘洗极净，控去水，更以铫子盛炒干，方同禹余粮一处用酸醋三升，就铫子内煮，醋干为度，却并铫子入一秤炭火中烧二物，铫子炭火，一般通赤，净扫砖地，倾药地上候冷，一处研至无声，须极细如粉止。 **蛇黄**三两，大者，用新铁铫子盛入一秤炭火中烧，蛇黄铫子炭火，一般通赤，铁钳取铫子，便倾蛇黄入酸米醋二升中，候冷取出，研至无声，须极细如粉止。

治水多是转下冷药，唯此方以三物为主，既非大戟、甘遂、葶苈、芫花之比，又能量人虚实老壮，入下项药十六味以扶养之，所以至老极虚之人皆可服。

木香锉，炒 **肉豆蔻**面裹，炮 **当归**去芦，洗，锉，用酒浸一宿 **白茯苓** **羌活**锉，略炒 **川芎**略炒 **白蒺藜**炒去角 **官桂**去粗皮，不见火 **京三棱**炮 **干姜**炮 **白术** **土茴香**略炒 **青橘皮**去穰，炒 **附子**炮，去皮脐 **牛膝**去苗，酒浸一宿，焙 **蓬莪茂**炮，以上各半两。虚人、老人全用半两，气血壮实者减之，更全在斟酌，入前三物内。

上拌极匀，以汤浸蒸饼，揿去水，和药再捣极匀，圆如梧桐子大。空心食前温酒或白汤下三五十粒。唯忌盐三月日，虽毫末许不得入口。若无以为口味，即水病去后，且以醋少许调和饮食可也。

仙居湛新道人传此方，病者不能忌盐，不若勿服，徒劳无功，果欲去病杜死求生，须依此去盐，至诚服之，并不动脏腑，只于小便内旋去水。病初去，每日须服此药一两服，兼以温补脾元气血药调理，自然向安。此方见当涂《杨氏家藏方》及《夷陵集验方》，谓之禹余粮圆。

禹余粮即石中黄，名异而方实同，但少白术一味。然当用之，岳州都监李松年病水气，通判陈君子诉以是与之，不终剂而疾愈。

卷 外

妙香散

治诸虚。

茯苓去皮,不焙　茯神去皮木,不焙。各二两二分　人参　桔梗　甘草各一两一分　薯蓣姜炙　远志去心,炒　黄芪各二两三分　辰砂一两,水飞　麝香二分,别研　木香三分,纸裹,温水微煨

上细末。每服二钱,温酒调服。常服补气血,安神镇心。

加料十全饮

治诸虚并腹病。

白茯苓切,微炒　白术微炒　人参去芦　桂去粗皮,不见火　川当归　川芎　黄芪　熟地黄洗净　白芍药　甘草各等分

腹病,加后五味:

莪术炮　三棱炮　良姜　丁香不见火　缩砂各等分

上为粗末。每服四钱重,水一盏半,生姜七片,枣三枚,煎七分,去滓温服,不拘时候。

生胃汤

治不思饮食。

丁香十四个　白豆蔻拣大十个,碾破,微炒　缩砂十八个,同上　白术　白茯苓　陈皮去白,炒　黄芪各一分　干姜　沉香　甘草　木香各二铢　半夏拣大五个,切微四汤浸七次,炒

腹病,加后三种:

莪术炮,炒　厚朴姜制,炒。各一分　三棱炮,切,炒,二铢

上十二味,做一贴,水二盏半,生姜七片,煎八分,去滓,空心热服。

卷第五

肠风泻血痔漏脏毒

玉屑圆

治肠风泻血久不止。

槐根白皮去粗皮　苦楝根白皮去粗皮，各三两　椿根白皮去粗皮，四两。三味于九月后二月前取软者，日干　天南星　半夏各半两并生　威灵仙一两，去苗，洗　寒食面三两

上为细末，滴水圆如桐子大，干之。每服三十圆，水八分一盏，煎沸。下圆子煮令浮，以匙抄取，温温送下，不嚼。空心食前服。

顷年有一人下血几盈盆，顿尔疲苶。诸药皆不效。予曰："此正肠风。"令服玉屑圆，三服止。予苦此疾三十年。蓄下血药方近五十余品，其间或验或否，或始验而久不应，或初不验弃之，再服有验者，未易立谈。大抵此疾品类不同，对病则易愈。如下清血、色鲜者，肠风也；血浊而色黯者，脏毒也；肛门射如血线者，虫痔也；亦有一种下部虚，阳气不升，血随气而降者。仲景云："脉弦而大，弦则为减，大则为芤。减则为寒，芤则为虚。寒虚相搏，此名为革。"妇人则半产漏下，男子则亡血失精。此下部虚而下血者也。若得革脉，却宜服温补药，虫痔宜熏。《千金》用猬皮艾者佳。予尝作，颇得力。

《千金》熏虫痔方

猬皮方三指大，切　熏黄枣大，末　熟艾鸡子大

上三味，穿地作孔调和取，便熏之口中，熏黄烟气出为佳。火气消

尽即停。停三日将息，更熏之。凡三度永瘥。勿犯风冷，羹臛将补，忌猪鸡等。

蒜连圆

治脏毒。

鹰爪黄连末，用独头蒜一颗，煨香熟烂，研和入臼治。圆如梧子大，每服三四十圆，陈米饮下。此药神妙。

【点评】鹰爪黄连属黄连中的一种。黄连为毛茛科植物黄连、三角叶黄连或云南黄连的干燥根茎。毛茛科植物黄连，又名味连、川连、鸡爪连，分枝多，3~6枝便可结成束，形如鸡爪或鹰爪，故称鸡爪黄连、鹰爪黄连，多见于四川、湖北、陕西等地。三角叶黄连，又名雅连、川雅连、峨眉连，多见于四川省峨眉、洪雅地区。云南黄连，又名云连、云黄连，多见于云南。黄连用于肠风泻痢等疾，收效甚佳。

槐花散

治肠风脏毒。

槐花炒　　柏叶烂杵，焙　　荆芥穗　　枳壳去穰，细切，麸炒黄

上修事了。方秤等分，细末，用清米饮调下二钱，空心食前服。

椿皮圆

《巢氏病源论》：肠癖为痔，久困饱食过度，房室劳损，血气流溢，渗入大肠，冲发于下，时便清血，腹中刺痛，病名脉痔。又论：脾毒肠风，本缘荣卫虚弱，风气进袭，因热乘之，便血性流散，积热壅遏，血渗肠间，故大便下血，宜椿皮圆。

臭椿白皮去粗皮，焙干，四两　　苍术泔浸一夕，去皮，日干，不见火　　枳壳去穰，细切，麸炒黄。各二两

上细末，醋糊圆如梧子大。空心食前米饮下三四十圆。

治肠痔在腹内有鼠奶下血方

白芜荑　贯众刮去黑皮　狼牙根　椿东引根白皮　槐东引根白皮　猬皮炙焦。各一分　雄黄半两，水飞　白鳝头一个，炙焦

上细末，腊月猪脂和一圆弹子大，绵裹内下部，日三易。

治痔有鼠乳结核作渴疼痛方

皂角去皮弦，醋炙　黄芪蜜炙　荆芥穗　木香　露蜂房　猬皮炙焦黄，锉　鳖甲淡醋煮去裙膜，洗净，酸醋，炙黄　槐子　桔梗炒　穿山甲锉碎，蚌粉炒　芍药各一两　大黄湿纸，裹，甑上蒸，半两

上细末，炼蜜圆如梧子大，每服二三十圆，温汤下，食前日三服，末知，加至四五十圆。

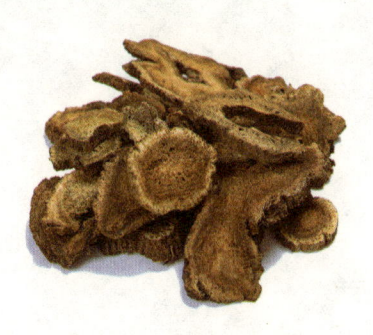

木香

黄芪圆

治远年肠风痔漏。

黄芪蜜炙　枳壳去穰，细切，麸炒黄　威灵仙去苗洗。各二两　续断洗，捶去节，锉，焙　槐角子　北矾枯　当归洗，去芦，切，焙干，炒　干姜炮　附子炮，去皮脐　生干地黄　连翘炒。各半两

上细末，炼蜜圆如梧子大，米饮下三十圆。晁推官方。

鳖甲圆

治肠痔。

鳖甲淡醋煮，去裙膜，洗净酸醋，炙黄　猬皮炙黄焦，锉　穿山甲[①]锉碎，蚌

[①] 穿山甲：为保护动物，现多用替代品。

粉炒　白矾枯　附子炮，去皮脐　猪牙皂角各半两，炙焦，存二分性　麝香一分，研

上细末，研匀，蒸饼圆如梧子大，米饮下二十圆。食前。日三服。

又方：

槐花炒　白矾枯。各一两　附子半两，炮，去皮脐

上细末，蒸饼圆如梧子大，每服二十圆，米饮下，食前，日三服。以上二方庞老方。

衄血劳瘵吐血咯血

茜梅圆

治衄血无时。

茜草根　艾叶 各一两　乌梅肉 焙干，半两

上细末，炼蜜圆如梧子大。乌梅汤下三十圆。

《经》云：天暑地热，经水沸溢。盖血妄行，阳胜阴也。鞠运若茂之尝苦此疾，予授此方，令服后愈。三黄散亦得。

三黄散

大黄 一两，湿纸裹，甑上蒸　黄连 半两，去须　黄芩 去皮，半两

上细末，每服二钱，新水调下，蜜水亦得。

山栀子散

山栀子不拘多少，烧存性，末之，搐入鼻中，立愈。

《蔡子湜传》云："同官无锡监酒赵无疵，其兄衄血甚，已死，入殓血尚未止。偶一道人过门，闻其家哭，询问其由。道人云：'是曾服丹或烧炼药，予有药用之。'即括囊间出此药半钱匕，吹入鼻中立止，良久得活，并传此方。"

治鼻衄过多，昏冒欲死方（梅师方）

用香墨浓研。点入鼻中。

天门冬圆

润肺安血止嗽。治吐血咯血。

天门冬 一两，水浸去心　甘草 炙　杏仁

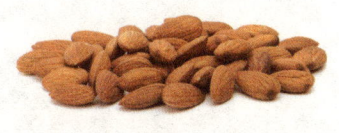

杏仁

去皮尖，炒熟　　贝母去心，炒　　白茯苓去皮　　阿胶碎之，蛤粉炒成珠子。各半两

上细末。炼蜜圆如弹子大，含化一圆咽津，日夜可十圆。不拘时候。

黄芪散

因嗽咯血成劳，眼睛疼，四肢倦怠，脚无力。

黄芪蜜炙　　麦门冬水浸，去心　　熟地黄酒洒，九蒸九曝，焙，秤　　桔梗炒。各半两　　甘草一分，炙　　白芍药半两

上粗末，每服四钱，水一盏半，姜三片，煎七分去滓，温服，日三。

白扁豆散

治久嗽咯血成肺痿，多吐白涎，胸膈满闷不食。

白扁豆饭上蒸　　生姜各半两　　枇杷叶去毛　　半夏汤浸七次　　人参去芦　　白术各一分　　白茅根三分

上细锉，水三升，煎至一升。去滓。下槟榔末一钱，和匀分四服，不拘时候。

神传剪草膏

治劳瘵吐血损肺，及血妄行。

剪草一斤，婺台州皆有，唯婺州者可用，状如茜草，又如细辛。每用一斤，洗净为末，入生蜜一斤，和为膏，以器盛之，不得犯铁，九蒸九曝，日一蒸曝。病人五更起，面东坐，不得语，用匙抄药和粥服，每服四匙，良久用稀粟米饮压之。药冷服，粥饮亦不可太热，或吐或下皆不妨。如久病肺损咯血，只一服愈，寻常咳嗽血妄行，每服一匙可也。

眼目头面口齿鼻舌唇耳

羊肝圆

镇肝明目。

羖羊肝一具，新瓦盆中焙干，更焙之，肝若大只用一半 甘菊花去萼梗 柏子仁研 羌活去芦 细辛去叶 官桂不见火 白术 五味子拣 各半两 黄连三分，去须

上细末，炼蜜圆如梧子大，空心食前，温水下三四十圆。

又方：

白羖羊肝只用子肝一片，薄切，新瓦上焙干 熟地黄酒洒，九蒸九曝，焙干，秤一两半 车前子 麦门冬水浸，去心 菟丝子酒浸，曝干，用纸条子同碾为末 蕤仁 决明子 泽泻 地肤子去壳 防风去钗股 黄芩刮净 白茯苓去皮 五味子拣 枸杞子 茺蔚子 杏仁大者，去皮尖，炒 细辛华阴者，去叶 苦葶苈炒令香 桂心不见火 青葙子以上各一两

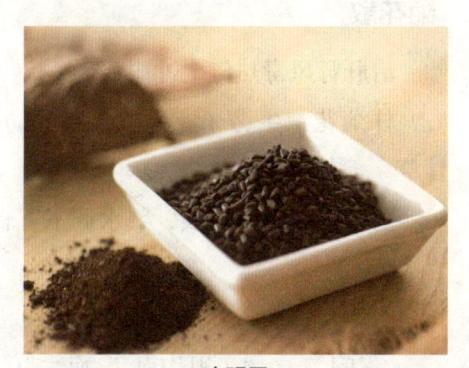

决明子

上细末，炼蜜圆如梧子大。每服三四十圆，温水下，日三服，不拘时候。

张台卿尝苦目暗，京师医者，令灸肝俞，遂转不见物，因得此方服之遂明。有一男子内障，医治无效，因以余剂遗之，一夕灯下语其家曰："适偶有所见，如隔门缝见火者。及旦视之，眼中翳膜且裂如线。"张云："此药灵勿妄与人，忽之无验。"予隘之，且欲广其传也。

楮叶散

羌活_{去芦} 川芎_洗 旋覆花_{去梗，净} 防风_{去钗股。各半两} 甘草_炙 苍术_{泔浸一夕，去皮，日干，不见火} 楮叶_{自采不生楮子者} 桑叶_{并八月采，阴干，秤，以上各一两} 甘菊花 楮实 蝉退_{去头足} 木贼_{各一分}

上木臼中捣为末，茶清调下二钱，早晚食后临卧各一服。

暴赤眼亦治，赤眼忌湿面及酒。楮叶须真无实者，余不堪。不尔，诸药悉无效，合时不得焙及犯铁器。予观此方，取楮叶必无实者，盖阴阳二物相匹配尔，有实者阳也，无实取叶者阴也。所以不得其真，诸药悉无效。

菊花散

治肝肾风毒热气上冲眼痛。

甘菊花 牛蒡子_{炒熟。各八两} 防风_{三两，去钗股} 白蒺藜_{一两，去刺} 甘草_{一两半，炙}

上细末，每服二钱，熟水调下，食后临卧服。

地黄圆

《素问》云："久视伤血。"血主肝，故勤书则伤肝。主目昏，肝伤则自生风。热气上凑目，其昏亦甚。不可专服补药，须服益血镇肝明目药。

熟干地黄_{酒洒，九蒸九曝，焙干，秤，一两半} 黄连_{一两，去须} 决明子_{一两} 没药_{别研} 甘菊花 防风_{去钗股} 羌活_{去芦} 桂心_{不见火} 光明朱砂_{各半两，水飞}

上细末，炼蜜圆如梧子大，每服三十圆，熟水下，食后，日三服。

读书之苦，伤肝损目，诚然。晋范宁尝苦目痛，就张湛求方。湛戏之曰："古方宋阳子少得其术，以授鲁东门伯，次授左丘明，世世相传，以及汉杜子夏，晋左太冲，凡此诸贤，并有目疾，得此方云：'用损读书一，减思虑二，专内视三，简外观四，旦晚起五，夜早眠六。凡六物，熬以神火，下以气箴，蕴于胸中。七日然后纳诸方寸，修之一时，近能数其目睫，远视尺箠之余，长服不已，洞见墙壁之外，非但明目，乃亦延年。'审如是而行之，非可谓之嘲戏，亦奇方也。"

【点评】 "尺箠之余"出自《庄子·天下篇》："一尺之捶，日取其半，万世不竭。"即一根一尺的木棍，如果每天截取它的一半，永远也取不完。但随着截取的次数越来越多，余下的部分会越来越细微。所以，"远视尺箠之余"的意思是时间一长就能看到极微小的东西。

庞安常二方

治头风冷泪。

甘菊　决明子各三分　白术　羌活去芦　川芎洗　细辛去叶　白芷不见火　荆芥穗各半两

上细末，每服一钱，温汤调下，食后，日三服。

又方：

川芎洗　甘菊　细辛去叶　白术　白芷各一分，不见火

上细末，蜡圆如黍米大，夜卧纳二圆目中，一时辰换一圆。

荀牧仲顷年尝谓予曰："有一人视一物为两，医者作肝气有余，故见一为二，教服补肝药，皆不验，此何疾也？"予曰："孙真人云，目之系上属于脑，后出于脑中。邪中于颈，因逢身之虚，其入深，则随目系入于脑。入于脑则转，转则目系急，急则目眩以转。邪中其睛，所中者不相比，则睛散，睛散则岐，故见两物也。"令服驱风入脑药得愈。

犀角升麻汤

王检正希皋，昔患鼻额间痛，或麻痹不仁，如是者数年。忽一日连口唇、颊车、发际皆痛，不可开口，虽言语饮食亦相妨，左额与颊上，常如糊急，手触之则痛。予作足阳明经络受风毒，传入经络，血凝滞而

不行，故有此证。或者以排风、小续命、透冰丹之类与之，皆不效。予制此犀角升麻汤赠之，服数日而愈。

上等犀角镑，一两一分　真川升麻一两　防风去钗股　羌活去芦。各三分　白芷不见火　黄芩去皮　川芎洗　白附子炮。各半两　甘草炙，一分

上粗末，每服四大钱，水一盏半。煎至八分，去滓。通口服，食后临卧，日三四服。

足阳明胃也。《经》云："肠胃为市。"又云："阳明多血多气。"胃之中，腥膻五味，无所不纳，如市廛无所不有也。六经之中，血气俱多，腐熟饮食，故食之毒聚于胃，故此方以犀角为主，解饮食之毒也。阳明经络环唇挟口，起于鼻交頞中，循颊车上耳前，过客主人，循发际至额颅。故王公所患，皆此一经络也。故以升麻佐之，余药皆涤除风热，升麻黄芩专入胃经，稍通医者自能晓。

治鼻塞清涕出，脑冷所致方

通草　辛夷各半两　细辛去叶　甘遂　芎藭　桂心不见火　附子各一两，炮，去皮脐

上细末，蜜圆绵裹纳鼻中，密封塞，勿令气泄，圆如大麻子，稍如微觉小痛，捣姜为圆即愈。

此《千金方》也，治脑冷所致。此疾亦有脑热者，亦有肺寒者。《素问》云："胆移热于脑，则辛頞鼻渊。"又曰："泣涕者，脑也……脑渗为涕。"又曰："肺之液为涕。"其来各有由矣，当审详之。鼻渊者，浊涕下不止，清浊亦自异。

治肺风鼻赤酒渣方

老山栀为末，溶黄蜡等分，和为圆弹子大，空心茶酒嚼下。半月效。忌酒炙煿。

又方：

用枇杷叶去毛，焙干末之，茶调下一二钱。日三服。

治心脾壅热，生木舌肿胀方

玄参　升麻　大黄湿纸裹，甑上蒸　犀角镑各三分　甘草半两，炙

上细末，每服三钱，水一盏，煎至五分，温服，不拘时候。

治口生疮方

升麻一两一分　黄连三分，去须

上细末，绵裹含汁咽。

治食诸鱼骨鲠久不出方

皂角末少许吹鼻中，得鲠出，多秘此方。

玄参散

治悬痈肿痛不下食。

玄参一两　升麻　射干　大黄湿纸裹，甑上蒸各半两　甘草一分，炙

上细末，每服三钱，水一盏，煎至七分，放温，时时含咽良验。

红绵散

治聤耳出脓。

白矾煅成白灰，每用一钱，入胭脂一字，研匀，用绵杖子缠去耳中脓及黄水尽，即别用绵杖子引药入耳中，令到底掺之即干。如壮盛之人，积热上攻，耳出脓水瘥。用无忧散、雄黄圆，泻三五行即瘥。

黄芪圆

治肾虚耳鸣。夜间睡着如打战鼓，觉耳内风吹，更四肢抽掣痛。

黄芪独茎者，去芦，一两，蜜炙　白蒺藜炒，瓦擦扬去细碎刺　羌活去芦各半两　黑附子大者一个，炮，去皮脐　羖羊肾一对，焙干

上细末，酒糊圆如梧子大，每服三四十圆，空心晚食前，煨葱盐

汤下。

地黄汤

治男子二十岁因疮毒后肾经热，右耳听事不真。每心中不意，则转觉重，虚鸣疼痛。

生干地黄_{二两半} 桑白皮_{洗净，蜜炙黄，一两} 磁石_{捣碎，水淘二三十次，去尽赤汁为度，二两} 枳壳_{去穰，细切，麸炒黄} 羌活_{去芦} 防风_{去钗股} 黄芩_{去皮} 木通_{去粗皮} 甘草_{各半两，炙}

上粗末，每服四钱，水一盏半，煎七分，去滓，日二三服，不拘时候。

黄芪汤

治口干烦躁生津液，不思食。

黄芪_{蜜炙} 熟干地黄_{酒洒，九蒸九曝，焙干，秤} 白芍药 五味子_拣 麦门冬_{各三分，水浸，去心} 白茯苓_{一分，去皮} 甘草_{炙，半两}

上粗末，每服三钱，水一盏半，姜、枣、乌梅同煎，去滓服。

万病散（一名无忧散）

此药凡病皆治，若诸风疾，生疮肿、疥癣，宣转三五行自愈。脏腑积冷壅滞，结为风劳，膀胱宿冷，脏腑衰败，面色萎黄，腹内有癥癖气块，并有痔虫、蛔虫攻心腹俱痛，忽中伤寒脑痛，状似山岚时气瘟疫之疾，并须急服此药，宣转三五行自瘥，或中风口㖞，不限时节下药，不问丈夫女人，语多謇滞，唾后心中涎出，但十日一服，不过三服永瘥。又患腰膝疼痛，拜跪艰难，久坐不得，吃食无味，但服一二服见功效。小儿痔痢脱肛者，量儿大小与，半服已下，宣转三五行自瘥，丈夫女人久泄气痢，状似休息者，但服一服，搜出冷脓一二升，当日见效。此药不问春夏秋冬，老少冷热疾患，悉皆治之，任便别服诸药，无不效者。服药后全不似吃宣转药，并不困倦，不妨出入行步，服药后一两日便觉身轻目明，腰下如减十斤重物，顿思饮食，倍于常时，盖缘搜出脏腑中积滞蛊脓故也。无孕妇人久患血劳，萎黄无力者，亦可依方服食，功效不可具载。如有孕妇人，或过废晦，即不可服食，若疾未除，将息三两日后，再服取功效。

黄芪蜜炙　木通去粗皮，锉　桑白皮净洗，蜜炙黄　陈橘皮净洗　吴白术五物，各一两　木香半两，不见火　胡椒半两，以上七味并秤，同为细末，别作一贴　牵牛子五两，微炒，以不通手即止，勿令过热，杵罗取一两，头末别作一贴，余滓弃之

上每服用黄芪散二钱，牵牛子末二钱，拌合令匀。候天色晴明，三更初，以生姜一块拍碎，水一盏煎汤，先用小盏子调药顿服，后更以生姜汤送下。至平明时快宣转三两行，若有蛊脓下多，不妨。应脏腑百病、诸风冷滞，悉皆出尽。宜后一日内吃白粥且补。

解毒雄黄圆

解毒，治缠喉风及急喉痹，或然倒仆，失音不语，或牙关紧急，不省人事。

雄黄水飞，一分　郁金一分　巴豆去皮、膜、心、油，二七粒

上为末，醋煮面糊为圆，如绿豆大，用热茶清下七圆，吐出顽涎，立便苏醒，未吐再服。如至死者心头犹热，灌药不下，即以刀尺铁匙斡开口灌之，但药下喉咙，无有不活。吐泻些小无妨。又治上膈壅热，痰涎不利，咽喉肿痛，赤眼痛肿。一切毒热，并宜服之。如小儿患喉咽赤肿，及惊热痰涎壅塞，服二圆或三圆，量儿大小加减。

卷 外

治重舌方

五灵脂一两,去砂石,为末,用米醋一大碗同煎,遂旋漱之。

卷第六

诸嗽虚汗消渴

杏酥散

治嗽。

杏仁去皮尖　款冬花　前胡　半夏汤浸七次,薄切,焙　五味子拣　麻黄去根节　柴胡去苗,洗　桑白皮蜜炙黄　人参去芦　桔梗炒。各等分

上细末,每服三钱,水一盏半,生姜五片,同煎七分,通口服。

柏子仁圆

戢阳气,止盗汗,进饮食,退经络热。

新柏子仁研　半夏曲各二两　牡蛎坩埚子内火煅,用醋淬七次,焙　人参去芦　麻黄根慢火炙,拭去汗　吴白术　五味子拣。各一两　净麸半两,慢火炒

上八味为末,枣肉圆如梧子大,空心米饮下三五十圆,日二服,得效减一服,好愈即住。作散调亦可。

牡蛎散

治虚劳盗汗不止。

牡蛎坩埚子内煅,醋淬七次,焙　麻黄根慢火炙,拭去汗　黄芪蜜炙,等分

上细末,每服二钱,水一盏,煎至七分,温服。

防风汤

治风虚多汗恶风。

防风 五分，去钗股　泽泻　牡蛎 炒　桂枝 不见火。各三分

上细末，每服二钱，食后酒调下。

又方：

白术　防风 去钗股。各一两　牡蛎 三分，炒如粉

上细末，酒调二钱服。恶风加防风一倍，气加术，面肿加牡蛎。

治消渴方

浮石　舶上青黛 各等分　麝 少许

上细末，每服一钱，温汤调下。

神效散

治渴疾饮水不止。

白浮石　蛤粉　蝉壳 去头、足。各等分

上细末，用鲫鱼胆七个，调三钱服，不拘时候，神效。

《古方验录论》，"消渴有三种：一者渴而饮水多，小便数，脂似麸片甜者，消渴病也；二者吃食多，不甚渴，小便少，似有油而数者，消中病也；三者渴饮水不能多，但腿肿，脚先瘦小，阴痿弱，小便数，此肾消病也。特忌房劳。"

肾气圆

《千金》云："消渴病所忌者有三：一饮酒，二房室，三咸食及面。"能忌此，虽不服药，亦自可，消渴之人，愈与未愈，常须虑患大痈，必于骨节间忽发痈疽而卒。予亲见友人邵任道，患渴数年，果以痈疽而死。唐祠部李郎中论："消渴者，肾虚所致，每发则小便甜，医者多不知其疾。故古今亦阙而不言。"《洪范》言："稼穑作甘。"以物理推之，

淋汤醋酒作脯法，须臾即皆能甜也，足明人食之后，滋味皆甜，流在膀胱，若腰肾气盛，是为真火，上蒸脾胃，变化饮食，分流水谷，从二阴出，精气入骨髓，合荣卫，行血脉，营养一身。其次以为脂膏，其次以为血肉也，其余则为小便。故小便色黄，血之余也。臊气者，五脏之气。咸润者，则下味也。腰肾既虚冷，而不能蒸于谷气，则尽下为小便，故味甘不变其色，清冷则肌肤枯槁也。犹如乳母谷气上泄，皆为乳汁。消渴病者，下泄为小便。皆精气不实于内，则小便数，瘦弱也。又肺为五脏华盖，若下有暖气蒸，则肺润。若下冷极，则阳气不能升，故肺干则渴。《易》于否卦，乾上坤下，阳无阴而不降，阴无阳而不升，上下不交，故成否也。譬如釜中有水，以火暖之，其釜若以板覆之，则暖气上腾，故板能润也。若无火力，水气则不能上，此板则终不得润也。火力者，则是腰肾强盛也。常须暖补肾气，饮食得火力，则润上而易消，亦免干渴也。故张仲景云："宜服肾气八味圆。"此疾与脚气，虽同为肾虚所致，其脚气始发于二三月，盛于五六月，衰于七八月。凡消渴始发于七八月，盛于十一月、十二月，衰于二三月，其故何也？夫脚气，壅疾也；消渴，宣疾也。春夏阳气上，故壅疾发，则宣疾愈；秋冬阳气下，故宣疾发，则壅疾愈也。审此二者，疾可理也。犹如善为政者，宽以济猛，猛以济宽，随事制度尔。仲景云："足太阳者，是膀胱之经也，膀胱者，肾之腑。"小便数，此为气盛，气盛则消谷，大便硬，衰则为消渴也。男子消渴，饮一斗，小便亦得一斗，宜八味肾气圆。

八味肾气圆

干地黄酒洒，九蒸九曝，焙，秤半斤　山药四两　茯苓去皮　牡丹皮　附子炮，去皮脐　桂心不见火　各三两　泽泻四两　山茱萸连核，五两

上细末，炼蜜圆如梧子大，酒下二三十圆。忌猪肉、冷水、芜荑、胡荽。《千金》生地黄煎亦佳，在中部心热中。

生地黄煎

治脉热极则血气脱，色白干燥不泽，食饮不为肌肤，生地黄煎。消热极强胃气方。此方制度分两，尚须临时斟酌。

生地黄汁　赤蜜各一斤　人参去芦　茯苓去皮　芍药　白术各三两　甘草二两　生麦门冬一斤　石膏六两　生葳蕤四两　干地黄三两　远志二两　豉心一斤

上十三味，咬咀，水一斗二升，煮十一味，取二升七合，去滓，下地黄、蜜更煎，取三升五合，分四服。

三消圆

治消渴。

好黄连去须，细末，不计多少，锉冬瓜肉研裂自然汁，和成饼子，阴干再为末。再用汁浸和，如是七次。即用冬瓜汁为圆，梧子大。每服三四十圆，以冬瓜汁煎大麦仁汤送下。寻常渴，只一服。

金疮痈疽打扑诸疮破伤风

地黄散

治金疮止血，除疼痛，避风，续筋骨，生肌肉。

地黄苗　地菘　青蒿　苍耳苗　赤芍药各五两，入水取汁　石灰三升　生艾汁三两

以前药汁拌石灰阴干，入黄丹三两，更杵罗细。凡有金疮伤折出血，用药封裹，勿令动着，十日瘥，不肿不脓。

刘寄奴散

敛金疮口，止疼痛。

刘寄奴一味为末，掺金疮口，裹。

此药非只治金疮，治汤火疮至妙。《经验方》云："刘寄奴为末，先以糯米浆用鸡翎扫伤着处，后掺药末在上，并不痛，亦无痕。大凡伤着，急用盐末掺之，护肉不坏，然后药敷之。"

芸苔散

治从高堕下坠损，恶血在骨节（间），疼痛。

荆芥穗　藕节各二两，阴干　芸苔子　川芒硝　马齿苋各一两，阴干

上细末，用苏枋木半两，酒一大盏，煎至七分，调下二钱服，不拘时候。

梦龟散

治腕折伤筋损骨，疼痛不可忍。

生地黄一斤，切　藏瓜姜糟一斤　生姜四两，切

上都炒令匀热，以布裹罨伤折处，冷则易之。

水仙散

治打扑坠损，恶血攻心，闷乱疼痛。

未展荷叶阴干，一味为末。食前以童子热小便一小盏，调下三钱，以利下恶物为度。一方用大干荷叶五片，烧令烟尽，细研作一服，如上服之。

槟榔散

长肉，止痛，生肌。

槟榔　黄连 去须　木香 各等分

上为细末，薄贴疮上，神效。

地黄膏

治打扑伤损，及一切痈肿未破。令内消方。

生地黄 研如泥，成膏　木香 细末

上以地黄膏随肿大小摊于纸上，掺木香末一层，又再摊地黄贴肿上，不过三五度即愈。

元祐中，宗人许元公，纳省试卷，过兴国寺桥，值微雨，地滑坠马，右臂臼脱。路中一人云："急与按入臼中，血渍臼中即难治也。"仆者如其说。神已昏，亦不觉痛也。遂儳卧轿舁至景德，须臾，亲旧集议所医者，或云："非录事巷田马骑不能了此疾。"急鞭马召至，则已日暮矣。田秉烛视其面色，云尚可治，此疾料理费力，先议所酬，方敢用药。此公去省试只旬日，又是右臂，正妨作字，今须作两等商量。如旬日内，安痊如旧，不妨就试，作一等价；如至期未能就试，则减数别作一等价，悉如其说。遂用药封其肿黯处，至中夜方省，达旦已痛止矣。翌日至，悉去其封药，损处已白，其瘀血青黯已移在臂臼之上。如是数日易之，其肿黯直至肩背。于是用药下之，泻黑血一二升，三五日如旧，臂亦不痛，遂得赴试。可谓妙医矣。元公云："若在外方遭此厄，微田生，吾终作折臂鬼矣。故知堕损手足臼脱，急须按入，不尔终成芦节也。"

宣和中有一国医，忽承快行宣押，就一佛刹医内人，限目今便行。鞭马至，则寂未有人。须臾，卧轿中扶下一内人；又一快行送至，奉旨取军令状，限日下安痊。医诊视之，已昏死矣。问其从人，皆不知病之由，惶恐无地。良久，有二三老内人至，下轿环而泣之，方得其实。云："因蹴秋千，自空而下坠死。"医者云："打扑伤损自属外科，欲申明，又恐后时参差不测，再视之，微觉有气。忽忆药箧中有苏合香圆，急取半两，于火上焙去脑麝，用酒半升研化，灌之。至三更方呻吟，五更下恶血数升，调理数日得痊。"予谓正当下苏合香圆。盖从高坠下，必挟惊悸，血气错乱，此药非特逐瘀血，而又醒气。医偶用之，遂见功。此药居家不可阙。如气厥、鬼邪、瘖瘀、传尸、心痛时疾之类皆治。《良方》载之甚详，须自合为佳耳。（见第一卷。）

【点评】瘖瘀，郭璞谓："病半卧半起也。"即迁延难愈之疾。古代"传尸"也称"瘖瘀"。例如，《外台秘要·灸骨蒸法图四首》云："骨蒸病者，亦名传尸，亦谓瘖瘀。"本条"瘖瘀传尸"即为此义。"传尸"，又名"痨瘵"，相当于现在的结核病，病势缠绵难医，预后不佳。苏合香丸始于唐代，盛行于宋代，配用香药为多，可芳香开窍、辟秽止痛，宜用于实证昏厥。故文中跌伤病人用之最佳。但就"瘖瘀传尸"类疾患而言，用于一时救急虽可用此方，但并非根治之方，救急之后需要针对病情明确更好的治法。

发背，王蘧《发背方·序》云："元祐三年，夏四月，官京师。疽发于背，召国医治之，逾月势益甚。得徐州萧县人张生，以艾火加疮上灸之，自旦及暮，凡一百五十壮，知痛乃已。明日镊去黑痂，脓血尽溃，肤理皆红，亦不复痛。始别以药敷之，日一易焉，易时旋剪去黑烂恶肉，月许，疮乃平。是岁秋夏间，京师士大夫病疽者七人，余独生。

此虽幸运事，然固有料理，不知其方，遂至不幸者。以人意论之，可为慨然。于是撰次前后所得方，模版以施。庶几古人济众之意。绍圣三年三月日题。"

柞木散

治诸般痈肿发背。

柞木叶四两，干　干荷叶　金樱根萱草也　甘草节　地榆各一两

上同锉，捣为煮散，每服半两，水二碗，煎至一碗。分两服，早晚各一，并滓再煎一服。脓血者自干，未成者自消。忌饮食毒。

敛疮内消方

黄明胶一两，水半升消了，入黄丹一两，再煮三五沸，又放温冷。以鸡毛扫在疮口上。如未成，即涂肿处，自消。

拔毒七宝散

治痈疽止痛。

干荷叶心当中如钱片，不计多少，为粗末。每用三匙，水二碗，慢火煎至一碗半，放温，淋洗，揾干，以太白膏敷。

沈遇明一方

荷叶一两，藁本半两，为末，如前用。

太白膏

寒水石水飞过，用腊月猪脂调成膏，随疮大小，用薄纸摊贴之。

国老膏

横纹甘草一斤，擘开椎碎，用水一斗，浸两宿，夏浸一宿，挼细夹绢滤去滓，入银石器内，慢火熬成膏，分作三服，每发以温酒半升调

下。更量年齿老少，分作数服。

黄芪散

令发背自溃。

绵黄芪细者，洗，焙，一两　甘草炙，半两　皂角刺择红紫者，锉，麸炒黄，一两

上细末，每服一大钱，酒一盏，乳香一块，煎七分去滓，温服。加当归、赤芍药各半两尤效速。

生犀散

托里排脓。

皂角刺不计多少，粗大紫色者

上藏瓶中，盐泥固济，炭火烧过存性，放冷，出碾为细末。每服一钱，薄酒微温调下，暑月用陈米饮下。

黄芪圆

清心内固。

绵黄芪蜜炙　人参去芦。各一两

上细末，入真生龙脑一钱，研细，用生藕汁和圆绿豆大，每服三十圆，温熟水下。加至四十圆，日三服。

内托散

治一切疮毒。

绿豆粉一两，细研　通明乳香一分，漫火于银石器中炒，手指搅，使干可捻，急倾出在纸上，用扇扇冷，便研令极细用

上同研匀，凡一切恶疮，难名痈肿，每用二钱至三钱，食后临卧浓煎甘草汤调下。如打扑及诸般内损，用温酒调下，食后空心服些少，即内消，大损则败血从大便出矣。

治发背痈疽方

车螯壳一两个，泥固济，火煅为末，栝蒌一枚，灯心五十茎，蜜一大匙，用酒一升，煎下三味，微熟。调末二大钱服，不过二服。止痛去毒。

治痈疽已有疮眼，未出脓，痛不可忍。用此药纴。即脓出。

巴豆一个，去皮膜，不去心油，盐豉十四个，口中含去皮令软，同研烂，入真麝少许。如难圆，入少稀糊，捏作饼子，或如鼠粪尖，或圆子。临时看疮口纴之，只以纸捻子送入药，便不用纸捻子。须臾必痛，忍之，良久脓出。

治发背方

草决明生用一升，捣碎，生甘草一两，亦碎，水三升，煮取一升，温分二服。大抵血滞则生疮，肝为宿血之脏，而决明和肝气，不损元气也。

玉真散

治破伤风及打扑伤损。

天南星汤洗七次　防风去钗股。各等分

上细末，如破伤以药敷贴疮口，然后以温酒调下一钱。如牙关急紧，角弓反张，用药二钱，童子小便调下。或因斗伤相打，内有伤损之人，以药二钱，温酒调下。打伤至死，但心头微温，以童子小便调下二钱，并三服，可救二人性命。

卷第七

诸虫飞尸鬼疰

制诸虫方

白芜荑　槟榔 各一两

上为细末，蒸饼圆如梧子大，每服十五圆至二十圆，温汤下。

去劳热方

制虫解劳，悦泽肌肤。

槟榔 一两半　干漆 烧令烟尽，半两　龙胆 一两

上为细末，炼蜜圆如梧子大，每服十圆至十五圆，熟水下。

治寸白虫方

黑铅灰抄四钱一服，先吃猪肉脯少许，一时来，却用沙糖浓水半盏调灰，五更服，虫尽下，白粥将息一日。《良方》疗寸白，用锡沙、芜荑、槟榔者，极佳。

予宣和中，每觉心中多嘈杂，意谓饮作，又疑是虫。漫依《良方》所说服。翌日下虫二条，一长二尺五寸，头扁阔尾尖锐。每寸作一节，斑斑如锦纹，一条皆寸断矣。《千金》所谓劳则生热，热则生虫。心虫曰蛔，脾虫寸白，肾虫如寸截丝缕，肝虫如烂杏，肺虫如蚕。五虫皆能杀人，唯肺虫为急。肺虫居肺叶之内，蚀人肺系，故成瘵疾，咯血声嘶，药所不到，治之为难。

《良方》疗寸白虫方

锡沙 作银泥者，无即以黄丹代，油和如梧子大　芫荑仁　槟榔 二物等分，为末

上煎石榴根浓汁半升下，散三钱、圆五枚，中夜服，旦日取下。

治飞尸者，游走皮肤，穿脏腑，每发刺痛，变作无常。遁尸者，附骨入肉，攻凿血脉，每发不可得近。见尸丧者，闻哀哭便发。风尸者，淫濯四肢，不知痛之所在，每发昏沉，得风雪便作。沉尸者，缠骨结脏，冲心胁，每发绞切，遇寒冷便作。注尸者，举身沉重，精神错杂，常觉昏，每节气致变，辄成大恶，皆宜用此方。

忍冬叶锉数斛，煮取浓汁，稠煎之，服如鸡子大一枚，日三。太一神精丹、苏合香圆。治此疾第一。

雄朱散

因丧惊忧，悲哀烦恼，感尸气而成诸变动不已，似冷似热，风气触则发。

雄黄 水飞　朱砂 水飞　桔梗 炒　羌活 去芦　当归 洗，去芦，薄切，焙干，秤　升麻　川乌 炮，去皮尖　芍药　犀角 镑　龙齿 研　鬼箭 削取羽，炒　川芎 洗　白僵蚕 去丝嘴，炒　陈皮 去白　山栀子 去皮　南星 炮　木香　虎胫骨 醋炙　紫苏子 炒　莽草　枳壳 去穰，麸炒黄　白术　黄芩 去皮　各一分　麻黄 半两，去根节　蜈蚣 二条，去头、足，酒炙　槟榔 二个　全蝎 炒，一分

上为细末。每服二钱，酒调下。日三服。

顷在徽城日，常修合神精丹一料。庚申年间，予家有一妇人梦魇，觉后心一点痛不可忍，昏闷一时许。予忽忆神精丹有此一证，取三粒令服之，遂至府过厅，少顷归，已无病矣。云服药竟，痛止神醒，今如常矣。自后相识稍有邪气，与一二服，无不应验。方在《千金》中，治中风之要药，但近世少得曾青、磁石，为难合耳。(神精丹在《千金方》十二卷中。)

人平居无苦疾，忽如死人，身不动摇，默默不知人，目闭不能开，口噤不能言，或微知人，恶闻人声，但如眩冒，移时方寤。此由已汗过多，血少，气并于血，阳独上而不下，气壅塞而不行，故身如死。气过血还，阴阳复通，故移时方寤，名曰郁冒，亦名血厥。妇人多有之，宜白薇汤、仓公散。

白薇汤

白薇　当归洗，去芦，薄切，焙干，秤。各一两　人参去芦，半两　甘草一分，炙

上粗末，每服五钱，水二盏，煎至一盏，去滓温服。

仓公散

瓜蒂　藜芦　雄黄水飞　矾石煅

上各等分，细末，少许吹入鼻中。

腹胁疼痛

枳实散

治男子两胁疼痛。

枳实 一两，麸炒，去穰　白芍药 炒黄　雀脑芎　人参 去芦。各半两

上细末，姜枣汤调下二钱，酒亦得，食前，日三服。

葛根汤

治胁肋下痛，不美食。

葛根 半两　桔梗 炒　防风 去钗股　白芍药　甘草 炙　诃子 去核　川芎 洗　白术　枳壳 各一两，去穰，麸炒黄

上粗末，每服四钱，水一盏半，姜枣同煎至七分，去滓。温服，日四五服。

枳壳煮散

治悲哀烦恼伤肝气，至两胁骨疼，筋脉紧急，腰脚重滞，两股筋急，两胁牵痛，四肢不能举，渐至脊膂挛急。此药大治胁痛。

枳壳 去穰，麸炒黄　细辛 去叶　桔梗 炒　防风 去钗股　川芎 各四两　葛根 一两半　甘草 二两，炙

上粗末，每服四钱，水一盏半，姜三片，煎至七分，去滓，空心食前温服。

薏苡仁圆

治胁痛如前，兼去手足枯悴。

薏苡仁 一两　石斛 用细者，去根，净洗，细锉，三分　附子 半两，炮，去皮脐　牛膝 酒浸，水洗，焙干　生干地黄 各三分　柏子仁 研　人参 去芦　枳壳

去瓤，麸炒黄　细辛去叶　川芎洗　当归洗，去芦，焙干。各半两　甘草炙

上细末，炼蜜圆如梧子大，每服三四十圆，酒吞下，空心食前，日三服。圆子可食前，煮散可食后，相兼服为佳。

桂枝散

治因惊伤肝，胁骨里疼痛不已。

枳壳一两，小者，去瓤，麸炒黄　桂枝去皮，半两，不见火

上细末，每服二钱，姜枣汤调下。

芎葛汤

治胁下疼痛不可忍，兼治脚弱。

川芎洗　干葛　桂枝去皮，不见火　细辛去叶　枳壳去瓤，麸炒黄　人参去芦　芍药　麻黄去节　防风去钗股。各半两　甘草一分，炙

上粗末，每服五钱，水二盏，生姜三片，同煎至七分，去滓，温服，日三服。有汗避风。

沈存中《良方》载："顷在建康。"医者王琪言："诸气唯膀胱气、胁下痛最难治，谓神保圆能治之。"熙宁中病项筋痛，诸医皆作风治之，数月不瘥，乃流入背膂，久之又注右臂，挛痛甚苦。忆琪语有此一证，乃合服之，一服而瘥，再发，又一服瘥。

神保圆

木香　胡椒各二钱半　干蝎十个，去毒　巴豆十个，去皮心，研

上为细末，汤释蒸饼圆麻子大，朱砂为衣，每服三粒。心膈痛，柿蒂灯心汤下；腹痛，柿蒂煨姜煎汤下；血痛，炒姜醋汤下；肺气甚者，白矾、蛤粉各三分，黄丹一分同研为散，煎桑根白皮糯米饮调下三钱，小喘只用桑皮糯米饮下；肾气胁下痛，茴香酒下；大便不通，蜜汤调槟榔末一钱下；气噎，木香汤下；宿食不消，茶酒浆饮任下。

止头冷方

治肠下风气作块，寒疝发作，连少腹痛凑心。其积属肝，在右胁下。故病发则右边手足头面昏痛，不思食。

干葛一两　麻黄三分，去节　侧子一个，炮，去皮脐　川芎洗　防风去钗股　枳实麸炒，去穰　芍药　桂枝去粗皮，不见火　羌活去芦，洗　甘草炙　当归洗，去芦，薄切，焙干。各四钱

上粗末，每服四钱，水一盏半，姜三片，同煎至七分，去滓，通口服，日三四服。有汗避风。

杂　病

雄黄治疮疡尚矣。《周礼·疡医》云："凡疗疡，以五毒攻之。"郑康成注云："今医方合五毒之药，用黄堥置石胆、丹砂、雄黄、矾石、磁石其中，烧之三日三夜，其烟上著，以鸡羽取之以注疮，恶肉破骨则尽出。"杨大年尝记其事：有族人杨嵎，年少时有疡生于颊，连齿辅车，外肿若覆瓯，内溃出脓血不辍，吐之痛楚难忍，疗之百方，弥年不瘥。人语之，依郑法制药成，注之疮中，少顷朽骨连两牙溃出，遂愈，后更安宁，信古方攻病之速也。黄堥即瓦合也。

崔元亮《海上方》："治一切心痛，无问新久，以生地黄一味，随人所食多少，捣取汁，搜面作馎饦，或作冷淘，良久当利出虫，长一尺许，头似壁宫，后不复患。面中忌用盐。"

【点评】古代中医对疼痛部位的叙述，多是直观描述其位置，而非严格对应脏器解剖位置。由于胃脘与心脏位置接近，故胃痛与心痛常常混称。此段所言为消化道寄生虫病，故此处之心痛，为胃痛的可能性更大。

唐硖州王及郎中充西路安抚使判官，乘骡入骆谷，及宿有痔疾，因此大作，其状如胡瓜贯于肠头，热如煻灰火，至驿僵仆。主驿吏云：此病某曾患来，须灸即瘥。用槐枝浓煎汤，先洗痔，便以艾炷灸其上，连灸三五壮，忽觉一道热气入肠中，因大转泻，先血后秽，一时至痛楚，泻后遂失胡瓜，登骡而驰。

服桑枝法。桑枝一小升，细切炒香，以水三大升，煎取二升，一日服尽。无时。《图经》云："桑枝性平，不冷不热，可以常服。"疗体中风痒干燥，脚气风气，四肢拘挛，上气眼晕，肺气咳嗽，消食利小便。久服轻身，聪明耳目，令人光泽。兼疗口干。《仙经》云："一切仙药不得桑煎不服。"出《抱朴子》。政和间予尝病两臂痛，服诸药不效，依此作数剂，臂痛即愈。

治目方用黄连多矣，而羊肝圆尤奇异。用黄连末一两，白羊子肝一具，去膜，同于砂盆内研令极细。众手为圆，如梧子大，每服以温水下三十圆，连作五剂。但是诸眼目疾及障翳青盲，皆治。忌猪肉、冷水。

唐郑相云："予为南海节度，七十有五。越地卑湿，伤于内外，众疾俱作，阳气衰绝。乳石补益之药，百端不应。元和七年，有诃陵国舶主李摩诃献此方，经七八日而觉应验。自尔常服，其功神验。十年二月罢郡归京，录方传之，其方用破故纸十两，拣洗为末，用胡桃肉去皮二十两，研如泥，即入前末，更以好炼蜜和匀如饴，盛瓷器中。旦日，以温酒化药一匙服之，不饮酒，温熟水化下。弥久则延年益气，悦心明目，补添筋骨。但禁食芸苔、羊血。番人呼为补骨脂圆。"

江陵府节度使进豨莶圆方云："臣有弟诉，年三十一，中风，床枕五年，百医不瘥。"有道人钟针者，因睹此患曰："可饵豨莶圆必愈。其药多生沃壤，五月间收洗去土，摘其叶及枝头，八蒸九曝，不必太燥，但取蒸为度，取为末，炼蜜圆如梧子大。空心温酒或米饮下二十圆至三十圆，所患忽加，不得忧，至四十圆，必复如故。至五十服，当复丁壮。"奉宣付医院详录。又知益州张咏进表云："臣因换龙兴观，掘得一碑，内说修养气术，并药方二件。依方差人访问采觅，其草颇有异，金棱、紫线、素根、紫荄，对节而生，蜀号火杴，茎叶颇同苍耳。谁知至贱之中，乃有殊常之效。臣自吃至百服，眼目轻明。服至千服，髭鬓乌黑，筋力轻健，效验多端。臣本州有都押衙罗守一，曾因中风坠马，失音不语，臣与十服，其病立瘥。又和尚知严，年七十，患偏风口眼㖞斜，时时吐涎，臣与七服，亦便瘥。今合一百剂，差职员史元奏进。"

唐柳柳州纂《救三死方》云："元和十二年二月得脚气，夜半痞绝，胁有块大如石，且死，咽塞不知人三日，家人号哭。荥阳郑洵美传杉木汤方。服半食顷，大下三次，气通块散。用杉木节一大升，橘叶一升，无叶以皮代之，大腹槟榔七个，合捣碎之，童子小便三大升，共煮取一升半，分二服。若一服得快利，停后服。以前三死皆死矣，会有教者，皆得不死。恐他人不幸有类余病，故传焉。"

崔给事顷在泽潞，与李抱真作判官，李相方以球杖按球子，其军将以杖相格，乘势不能止，因伤李相拇指，并爪甲擘破。遽索金疮药裹之，强坐频索酒，饮至数杯，已过量，而面色愈青，忍痛不止。有军吏言取葱新折者，便入煻灰火煨，乘热剥皮擘开，其间有涕，取罨损处。仍多煨取，续续易热者，凡三易之，面色却赤，斯须云已不痛。凡十数度易，用热葱并涕裹缠，遂毕席笑语。

卷 外

椒红圆

治妇人血气不调，脏腑怯弱，风冷邪气，乘虚客搏，脐腹冷疼，胁肋时胀，面色萎黄，肌体羸瘦，怠情嗜卧，不思饮食。常服补虚损，暖下脏，逐瘤冷，进饮食。

沉香　莪术　诃子煨，去核　椒红微炒，出汗　当归微炒　附子炮，去尖、脐、皮　白术各一两　麝香一分，别研　丁香　肉豆蔻炮　良姜切，麻油炒。各半两

上细末，入麝香匀，酒煮面糊圆如梧桐子大，每服十圆，温酒吞下，空心食前。

胜红圆

莪术　三棱　陈皮去白　青皮去白　缩砂炒　香附子忌铁　干姜炮　丁皮去粗皮　厚朴姜制，炒。各等分

上细末。煮麸糊为圆如梧桐子大，每服五十圆，生紫苏汤送下，不拘时候。

卷第八

伤寒时疫(上)

桂枝汤

治太阳中风，阳脉浮，阴脉弱，发热汗出恶寒，鼻鸣干呕。(今伤风，古方谓之中风。)

桂枝 去皮，不见火　芍药 各一两半　甘草 一两，炙

上粗末，抄五钱，水一盏半，生姜三片，枣一个，同煎至八分，去滓温服。若二三月病温，宜阳旦汤。

【点评】宋代煮散法兴盛，当时医家在转引《伤寒论》时对其汤剂多改为煮散。例如，庞安时《伤寒总病论》所引经方虽仍按汤剂名转引，但注曰："贫家难办，或临时抄撮皆可。粗末每抄五钱，水二平盏，煎八分服之；有姜枣者，每服入姜三片，枣三枚，一日三服。未中病，可六七服也。"朱肱指出："寻常疾势轻者，只抄粗末五钱匕，水一盏半，入姜枣煮七八分，去滓服之，未知再作。"本书卷八、卷九方多由仲景方化裁而来，煎煮法也由汤剂改为煮散。

桂枝汤，《伤寒论》中为汤方，桂枝、芍药、甘草皆㕮咀，生姜切、大枣擘，然后"以水七升，微火煮取三升"，再看疗效决定是否进后二服，以及是否再服。煮散则是将方中可以打散的药物全部做成散末，然后取其部分(通常是几钱匕)，再加入原先未打散的药物，用一盏到两盏水，煎得其中七八成，顿服。煮散之药由于便于预制或制贩，在当时广受欢迎。

麻黄汤

治太阳病头痛发热，身疼恶风，无汗而喘。

麻黄 去节，百沸汤泡，去黄汁，焙干，一两半　　杏仁 三十五枚，去皮尖　　桂枝 去皮，不见火，一两　　甘草 半两，炙

上粗末，每服五钱。水一盏半，煎至八分，去滓温服，覆取微汗，不须啜粥。

加减法：伤寒热病，药性须凉，不可大温。夏至后麻黄汤须加知母半两、石膏一两、黄芩一分。盖麻黄汤性热，夏月服之，有发黄斑出之失；唯冬及春，与病人素虚寒者，乃用正方，不有加减。

仲景论治伤寒一则桂枝，二则麻黄，三则大青龙。桂枝治中风，麻黄治伤寒，大青龙治中风见寒脉、伤寒见风脉。三者如鼎立，人皆能言之，而不晓前人处方用药之意，故医者多不用，无足怪也。且脉浮而缓者，中风也，故啬啬恶寒，淅淅恶风，翕翕发热，仲景以桂枝对之；浮紧而涩者，伤寒也，故头痛发热，身疼腰痛，骨节疼痛，恶寒无汗而喘，仲景以麻黄对之；至于中风脉浮紧，伤寒脉浮缓，仲景皆以大青龙对之，何也？余尝深究三者，若证候与脉相对，用之无不应手而愈，何以言之？风伤卫，卫，气也；寒伤荣，荣，血也。荣行脉中，卫行脉外。

风伤卫，则风邪干阳气，阳气不固，发越而为汗，是以自汗而表虚，故仲景用桂枝以发其邪，芍药以和其血。盖中风则病在脉之外，其病稍轻，虽同曰发汗，特解肌之药耳，故仲景于桂枝证云："令遍身势势，微似有汗者佳，不可如水淋漓，病必不除。是知中风不可大发汗，汗过则反动荣血，邪气乘虚而袭之，故病不除也。"

寒伤荣，则寒邪入阴血，而荣行脉中者也。寒邪居脉中，非特荣受病，邪自内作，则并与卫气犯之，久则浸淫及骨，是以汗不出而热，齿干以烦冤。仲景以麻黄发其汗，又以桂枝甘草助其发散，欲涤除内外之邪，荣卫之病尔。大抵二药皆发汗，以桂枝则发其卫之邪，麻黄并荣卫

治之，亦自有深浅也。何以验之？仲景桂枝第十九证云："病常自汗出者，此为荣气和，荣气和者外不谐，以卫气不共荣气和谐故尔。以荣行脉中，卫行脉外，复发其汗，荣卫和则愈，宜桂枝汤。"又第四十七证云："发热汗出者，此为荣弱卫强，故使汗出，欲散邪风者，宜桂枝汤。"是知中风汗出者，荣和而卫不和。又第一卷云："寸口脉浮而紧，浮则为风，紧则为寒；风则伤卫，寒则伤荣；荣卫俱病，骨节烦疼，当发其汗。"是知伤寒脉浮紧者，荣卫俱病也。麻黄汤中并用桂枝，此仲景之意也。至于大青龙虽治伤风见寒脉，伤寒见风脉之病，然仲景云："汗出恶风者，不可服之，服之厥逆，便有筋惕肉瞤之证，故大青龙一证尤难用，须是形证谛当，然后可行。"故王寔大夫证治，只用桂枝麻黄各半汤，盖审之也。

【点评】麻黄汤、桂枝汤、大青龙汤"三者如鼎立"的观点，始于孙思邈《千金翼方》，影响巨大，但颇具争议。明代方有执将此理解为"三纲鼎立"，《尚论篇》曰："风则伤卫，寒则伤营，风寒兼受，则营卫两伤，三者之病，各分疆界。仲景之桂枝汤、麻黄汤、大青龙汤，鼎足大纲三法，分治三证。"

但反对三纲鼎立学说者亦多，当代经方大家胡希恕先生分析仲景书原文，对此学说进行了反驳，认为三纲鼎立学说的理论源头为《伤寒论》条文"伤寒，脉浮缓，身不疼，但重，乍有轻时，无少阴证者，大青龙汤发之"。本条所言"伤寒"，是针对病人"无汗"症状类似伤寒而言，不同于"体痛""脉紧"的伤寒表实证，并指出此条为阐述水气病而立，因体表有水气且并未充斥全身，尚可流动，故"乍有轻时"。"无少阴证者，大青龙汤主之"，则是与《金匮要略·水气病脉证并治》"水之为病，其脉沉小，属少阴"相关的又一鉴别诊断。所以，胡氏认为三纲鼎立实属臆断。

大青龙汤

麻黄 *三两，去节，汤泡，去黄汁，焙干，秤* 桂枝 *去皮，不见火，一两* 杏仁 *二十枚，去皮尖* 大枣 *五枚* 生姜 *一两半，切碎* 甘草 *一两，炙* 石膏 *如半鸡子大，碎*

上锉如麻豆大，每服五钱，水一盏半，煮至八分，去滓温服，取汗为度。若汗周身润，止后服；未周身润，可停待相次服尽。不欲汗多，恐亡阳故也。若汗多不止，用温粉扑之。

温粉方

白术　藁本 *去苗，净洗*　川芎　白芷 *不见火*

上细末，每服一两，入米粉三两和匀，粉扑周身以止汗。无藁本亦得。若汗已出，尽剂服必汗多亡阳，厥逆恶风，烦躁不得眠也。

桂枝加附子汤

桂枝 *去皮，不见火* 芍药 *各一两半* 甘草 *一两，炙* 附子 *半两，炮，去皮脐*

上粗末，抄五钱，水一盏半，生姜三片，枣一个，同煎至八分，去滓温服。

有一士人，得太阳证，因发汗，汗不止，恶风，小便涩，足挛曲而不伸。予诊其脉浮而大，浮为风，大为虚。予曰："在仲景方中有两证，大同而小异，一则小便难，一则小便数。用药稍差，有千里之失。"仲景第七证云："太阳病，发汗遂漏不止，其人恶风，小便难，四肢微急，难以屈伸者，桂枝加附子汤。"第十六证云："伤寒脉浮，自汗出，小便数，心烦，微恶寒，脚挛急，反与桂枝汤欲攻其表，此误也。"得之便厥，咽中干，烦燥吐逆。一则漏风小便难，一则自汗小便数，或恶风，或恶寒，病各不同也。予用第七证桂枝加附子汤，三啜而汗止，复佐以甘草芍药汤，足便得伸。其十六证治法见本方。

桂枝加厚朴杏子汤

桂枝去皮，不见火　芍药各一两　甘草六钱三字，炙　厚朴六钱三字，去粗皮，姜汁炙　杏仁去皮尖，十七个

上锉如麻豆大，抄五六钱，水一盏半，生姜五片，肥枣二枚，擘破，煎至八分，去滓温服，覆取微汗。

戊申正月，有一武臣为寇所执，置舟中艎板下，数日得脱，乘饥恣食，良久，解衣扪虱，次日遂作伤寒，自汗而膈不利。一医作伤食而下之，一医作解衣中邪而汗之，杂治数日，渐觉昏困，上喘息高。医者仓惶失措。予诊之曰："太阳病下之，表未解，微喘者，桂枝加厚朴杏子汤。此仲景之法也。"指令医者急治药，一啜喘定，再啜漐漐微汗，至晚身凉而脉已和矣。医曰："某平生不曾用仲景方，不知其神捷如此。"予曰："仲景之法，岂诳后人也哉？人自寡学，无以发明耳。"

大柴胡汤

柴胡二两，去苗洗　黄芩去皮　芍药各三两　半夏六钱二字，汤浸七次　枳实二枚，去穰，麸炒　大黄半两。《伊尹汤液论》大柴胡同姜枣共八味，今监本无，脱之也

上粗末，抄五钱，水一盏半，生姜五片，肥枣一个，擘破，煎至八分，去滓温服，以利为度，未利再服。

尝记有人病伤寒，心烦喜呕，往来寒热。医以小柴胡与之，不除。予曰："脉洪大而实，热结在里，小柴胡安能去之？"仲景云："伤寒十余日，热结在里，复往来寒热者，与大柴胡汤。三服而病除。大黄荡涤蕴热，伤寒中要药。"王叔和云："若不用大黄，恐不名大柴胡。大黄须是酒洗，生用为有力。"昔后周姚僧垣，名医也。帝因发热，欲服大黄药。僧垣曰："大黄乃是快药，至尊年高，不可轻用。"帝不从，服之遂至不起。及元帝有疾，诸医皆谓至尊至贵不可轻服，宜用平药。僧垣曰："脉洪而实，必有宿食，不用大黄，必无瘥理。"元帝从之，果下宿

食乃愈。合用与不用，必心下明得谛当，然后可。又记有人患伤寒，身热目痛鼻干，不得卧，大便不通，尺寸脉俱大，已数日。一夕汗出。予谓速以大柴胡下之。医骇曰："阳明自汗，津液已漏，法当行蜜兑，何苦须用大黄药？"予谓曰："子只知抱稳，若用大柴胡，此仲景不传之妙，公安能知之？"予力争，竟用大柴胡，二服而愈。仲景论："阳明之病，多汗者急下之。"人多谓已是自汗，若更下之，岂不表里俱虚？又如论少阴证云："少阴病一二日，口干燥者，急下之。"人多谓病发于阴，得之日浅，但见干燥，若更下之，岂不阴气愈盛？举斯二者，则其他疑惑处，不可胜数。此仲景之书，世人罕读也，予以为不然。仲景称急下之者，亦犹急当救表，急当救里。凡称急者，有三处。谓才觉汗多，未至津液干燥，便速下之，则为径捷，免致用蜜兑也。若胸中识得了了，方无可疑。若未能了了，误用之，反不若蜜兑为稳也。

又记一乡人伤寒身热，大便不通，烦渴郁冒。医者用巴豆药下之，虽得溏利，病宛然如旧。予视之，阳明热结在里，非大柴胡、承气等不可。巴豆只去积，安能荡涤邪热蕴毒耶？急进大柴胡等三服，得汗而解。尝谓："仲景百一十三方，为圆者有五：理中、陷胸、抵当、乌梅、麻仁。"是以理中、陷胸、抵当皆大如弹子，煮化而服，与汤散无异；至于麻仁治脾约、乌梅治温蜃，皆用小圆以达下部。其他逐邪毒，攻坚癖，导瘀血，润燥屎之类，皆凭汤剂，未闻用巴豆小圆药以下邪气也。既下而病不除，不免重以大黄、朴硝下之，安能无损也哉？（《局方》云："若身体疼痛，是表证未解，不可服之。"）

白虎加苍术汤

治湿温多汗。

知母 六两　甘草 炙，二合　石膏 一斤　苍术 三两，米泔浸　粳米 三两

上锉如麻豆大，每服四大钱，水一盏半，煎至八分，去滓，取六分清汁，温服。

癸丑年，故人王彦龙作毗陵仓官，季夏得疾。胸项多汗，两足逆

冷，谵语。医者不晓，杂进药已经旬日。予诊之，其脉关前濡，关后数。予曰："当作湿温治。"盖先受暑后受湿，暑湿相抟，是名湿温。先以白虎加人参汤，次以白虎加苍术汤，头痛渐退，足渐温，汗渐止，三日愈。此病名贼邪，误用药有死之理。有医难曰："何名贼邪？"予曰："《难经》论五邪，有实邪、虚邪、正邪、微邪、贼邪。从后来者为虚邪，从前来者为实邪，从所不胜来者为贼邪，从所胜来者为微邪，自病者为正邪。又曰：'假令心病中暑为正邪，中湿得之为贼邪，今心先受暑而湿邪胜之，水克火，从所不胜，斯谓之贼邪，此五邪之中最逆也。'《难经》又云：'湿温之脉，阳濡而弱，阴小而急。濡弱见于阳部，湿气抟暑也，小急见于阴部，暑气蒸湿也。'故《经》曰：'暑湿相抟，名曰湿温，是谓贼邪也。'不特此也，予素有停饮之疾，每至暑月，两足汗漐漐，未尝干。每服此药二三盏，即便愈。"

黄芪建中加当归汤

黄芪_{蜜炙} 当归_{洗，去芦，薄切，焙干，秤。各一两半} 白芍药_{三两} 桂_{一两一分，去粗皮，不见火} 甘草_{一两，炙}

上粗末，每服五钱，生姜三片，枣一个，水一盏半，同煎至八分，去滓，取七分清汁，日三服，夜二服，尺脉尚迟，再作一剂。

昔有乡人丘生者病伤寒。予为诊视，发热头疼烦渴，脉虽浮数而无力，尺以下迟而弱。予曰："虽属麻黄证，而尺迟弱。"仲景云："尺中迟者，荣气不足，血气微少，未可发汗。"予与建中汤加当归、黄芪令饮，翌日脉尚尔，其家煎迫，日夜督发汗药，言几不逊矣。予忍之，但只用建中调荣而已。至五日尺部方应，遂投麻黄汤。啜第二服，发狂，须臾稍定，略睡已得汗矣。信知此事是难是难。仲景虽云不避晨夜，即宜便治。医者亦须顾其表里虚实，待其时日，若不循次第，暂时得安，亏损五脏，以促寿限，何足贵也。《南史》记范云初为梁武帝属官，武帝将有九锡之命，有旦夕矣。云忽感伤寒之疾，恐不得预庆事，召徐文伯诊视，以实恳之曰："可便得愈乎？"文伯曰："便瘥甚易，政恐二年后不复起矣。"云曰:"朝闻道,夕死犹可,况二年乎!"文伯以火烧地,布桃叶,设席,置云于上,顷刻汗解,扑以温粉,翌日果愈,云甚喜。文伯曰:"不足喜也。"后二年果卒。夫取汗先期,尚促寿限。况不顾表里,不待时日,便欲速效乎?每见病家不耐,病未三四日,昼夜促汗,医者随情顺意,鲜不败事!故予书此为医者之戒。

【点评】丘生虽发热头疼烦渴,脉浮数,貌似为麻黄汤证,但脉无力,尺以下更迟而弱,则又未发汗,因而许氏未用发汗法。此与《伤寒论》同理。但脉象在三指之下,浮沉、脉形可以有差别,速率却不应有别。脉既"数",则不应同时"迟而弱"。可见许氏欲应和张仲景"尺中迟者,荣气不足,血气微少,未可发汗"之语,有意将尺部脉象记为"沉而迟"。不过,本案强调发汗条件不足,故医者不可强行发汗,否则可能伤及五脏,有性命之忧。

蜜兑法

蜜四两,铜器中文武火煎之,稍凝如饴状,搅之勿令焦,候可圆,即取出捻作梃,如指许长二寸,当热时急作,令头锐,纳谷道中,以手急抱定。欲大便时乃去之,未利再作。

有一士人家病者二人,皆旬日矣。一则身热发汗,大便不通,小便如经,神昏多睡,诊其脉长大而虚,予用承气汤下之而愈。一则阳明自汗,大便不通,小便利,津液少口干燥,其脉亦大而虚。予作蜜兑三易之,下燥屎,得溏利而解。其家问曰:皆阳明大便不通,何治之异?予曰:"二症虽相似,然自汗小便利者,不可荡涤五脏,为无津液也,然则伤寒大证相似,余症稍有不同,要在变通仔细斟酌。不可不谨。"

【点评】《三国志·华佗传》有云:"府吏儿(倪)寻、李延共止(居住),俱头痛身热,所苦正同。"针对同一病证,华佗一用下法、一用汗法,是因为二人体质有"内实""外实"之别,这是同病异治的道理。

同是大便不通，本文患者一无汗，小便如经，故施以下法；一自汗、大便不通、小便利、津液少、口干燥，则施以蜜煎导法。结果疗效皆佳，这正是中医"辨证施治"的高度体现。

破阴丹

治阴中伏阳。

硫黄 舶上者　水银 各一两　陈皮 去白　青皮 去白。各半两，末

上先将硫黄铫子内熔，次下水银，用铁杖子打匀，令无星，倾入黑茶盏内，研细，入二味匀研，用厚面糊圆如桐子大，每服三十圆。如烦躁，冷盐汤下。如阴证，冷艾汤下。

顷年乡人李信道得疾，六脉沉不见，深按至骨，则沉紧有力。头疼身温烦躁，指末皆冷，中满恶心。更两医矣，医者不识，只供调气药。予因诊视曰："此阴中伏阳也。"仲景法中无此证，世人患此者多，若用热药以助之，则为阴邪隔绝，不能导引真阳，反生客热；用冷药，则所伏真火愈见消烁；须用破散阴气、导达真火之药，使火升水降，然后得汗而解。予授此药二百粒，作一服，冷盐汤下，不半时烦躁狂热，手足躁扰，其家大惊。予曰："此俗所谓换阳也，须臾稍定，略睡已得汗，自昏达旦方止，身凉而病除。"

小柴胡加地黄汤

治妇人室女伤寒发热，或发寒热，经水适来，或适断，昼则明了，夜则谵语，如见鬼状。亦治产后恶露方来，忽尔断绝。

柴胡 一两一分，去苗，洗净　人参 去芦　半夏 汤洗七次　黄芩 去皮　甘草 炙　生干地黄 各半两

上粗末，每服五钱，水二盏，生姜五片，枣二个，同煎至八分，去滓温服。

辛亥中，寓居毗陵。学官王仲礼，其妹病伤寒，发寒热，遇夜则如有鬼物所凭。六七日忽昏塞，涎响如引锯，牙关紧急，瞑目不知人，疾

势极危。召予视。予曰："得病之初，曾值月经来否？"其家云："月经方来，病作而经遂止，得一二日，发寒热，昼虽静，夜则有鬼祟。从昨日来，涎生不省人事。"予曰："此热入血室证也。"仲景云："妇人中风，发热恶寒，经水适来，昼则明了，暮则谵语，如见鬼状，发作有时，此名热入血室。医者不晓，以刚剂与之，遂致胸膈不利，涎潮上脘，喘急息高，昏冒不知人。当先化其涎，后除其热。"予急以一呷散投之，两时顷，涎下得睡省人事，次授以小柴胡加地黄汤，三服而热除，不汗而自解矣。（一呷散附卷末。）

又记一妇人患热入血室证，医者不识，用补血调气药，涵养数日，遂成血结胸，或劝用前药。予曰："小柴胡用已迟，不可行也。无已，则有一焉，刺期门穴斯可矣。"但予不能针，请善针者治之，如言而愈。或问曰："热入血室，何为而成结胸也？"予曰："邪气传入经络，与正气相搏，上下流行，或遇经水适来适断，邪气乘虚而入血室。血为邪迫，上入肝经，肝受邪则谵语而见鬼。复入膻中，则血结于胸也。"何以言之？妇人平居，水当养于木，血当养于肝也。方未受孕则下行之以为月水，既妊娠则中蓄之以养胎，及已产则上壅以为乳，皆血也。今邪逐血并归肝经，聚于膻中，结于乳下。故手触之则痛，非汤剂可及。故当刺期门也。《活人书》海蛤散治血结胸。

期门二穴，直两乳第二肋间，是穴肝经、脾经、阴维之会。妇人伤寒，过经不解，当针期门，使经不传，可针四分。又治胸中烦热，奔豚上下，霍乱泄利，腹坚硬，喘不得卧，胁下积气，产后余疾，饮食不下，胸胁支满，心中切痛，可灸五壮。

海蛤散

妇人伤寒血结胸膈，揉而痛不可抚近。

海蛤　滑石　甘草炙。各一两　芒硝半两

上为末，每服二钱，鸡子清调下。

小肠通利，则胸膈血散；膻中血聚，则小肠壅。小肠壅膻中血不流行，宜此方。若小便血数行，更宜桂枝红花汤，发其汗则愈。《活人书》云："此方疑非仲景方，然其言颇有理，姑存之。"桂枝红花汤只桂枝汤中加红花一捻。

真武汤

治太阳病汗过不解，头眩筋惕肉瞤。

茯苓 去皮　芍药 各三分　附子 一枚，炮，去皮脐，用四之一　白术 半两

上粗末，抄五钱，生姜五片，水一盏半，煎八分，去滓温服。若小便利者去茯苓；下利者去芍药，加干姜二分；呕者去附子，加生姜二两；咳者加五味子六钱一字、细辛一分、干姜一分。日三服。

乡里有姓京者，以鬻绳为业。子年三十，初得病身微汗，脉弱恶风。医以麻黄药与之，汗遂不止，发热，心多惊悸，夜不得眠，谵语不识人，筋惕肉瞤，振振动摇。医者又进惊风药。予曰："此强汗之过也。"仲景云："脉微弱，汗出恶风者，不可服大青龙汤。服之则筋惕肉瞤，此为逆也。唯真武汤可救，进此三服，佐以清心圆、竹叶汤，数日愈。"

清心圆

退余热，生津液，止烦渴。

地骨皮 去心　黄芩 去皮　麦门冬 用水浥去心　青黛　车前子　乌梅肉　蒲黄 炒　香附子 炒，去毛。各等分

上为末，炼蜜圆如弹子，非时含化一圆，或熟水化服。

竹叶石膏汤

治大病后虚羸少气，呕逆欲吐。

石膏 四两，杵碎　半夏 七钱半，汤洗七次　人参 半两，去芦　麦门冬 二两，用水浥去心　淡竹叶 半把　甘草 半两，炙　呕者加生姜一两半。

上锉如麻豆大，每服五钱，水一盏半，粳米一百余粒，煮至八分，

米熟汤成，去滓温服。

白虎加人参汤

石膏 四两，杵碎，绵裹　知母 一两半　甘草 二两半，炙　粳米 一合半　人参 半两，去芦

上锉如麻豆大，每服五钱，水一盏半，煮至八分，米熟为度，去滓温服。(《局方》云："食后服此药，立夏后、立秋前可服，春时及立秋后并亡血虚家并不可服。")

有人病初呕吐，俄为医者下之，已七八日，而内外发热。予诊之曰："当用白虎加人参汤。"或曰："既吐复下，且重虚矣，白虎可用乎？"予曰："仲景云：'若吐下后七八日不解，热结在里，表里俱热者，白虎加人参汤。'此正相当也。"盖始吐者，热在胃脘而脉实；今虚而大，三投汤而愈。仲景既称伤寒若吐下后，七八日不解，热结在里，表里俱热者，白虎加人参汤主之。又云："伤寒脉浮，发热无汗，其表不解，不可与白虎汤。"又云："伤寒脉浮滑，此以表有热里有寒，白虎汤主之。"国朝林亿校正，谓仲景于此表里自差矣，予谓不然。大抵白虎能治伤寒中暍，表里发热。故前后二证，或云表里俱热，或云表热里寒，皆可服之。中一证脉浮无汗，其表不解，全是麻黄与葛根证，安可行白虎也？林亿见所称表里不同，便谓之差互，是亦不思之过也。

肉豆蔻汤

治伤寒汗后吃噫。

肉豆蔻 一个　石莲肉 去心，炒　茴香 各一分，炒　丁香 半分，不见火　枇杷叶 五片，拭去毛，炙　人参 半两，去芦

上锉细，用水四盏，生姜十片，煎二盏，去滓，空心温服，分二服。

良姜汤

橘皮 去白　良姜 切，炒　桂枝 去皮，不见火　当归 洗，去芦，薄切，焙干，

秤。各一分　麻黄去节，百沸汤泡，去黄汁，焙干，半两　槟榔三个，别末　甘草一分，炙　杏仁二十枚，去皮尖

上粗末，用水四盏，姜十片，枣三个，同煎至二盏，去滓，下槟榔末，再煎三沸，通口服一盏，未已再作一剂。

庞老云："伤寒吃噫不止，是阴阳气升降，欲作汗，升之不上，降之不下，故胃气上逆，为吃噫无休止。宜此方。"

吃噫又方：

枳壳半两，去穰，麸炒黄　木香一钱

上细末，每服一钱，白汤调下，未知，再与。

滑石圆

治伤寒衄血。

滑石末，不拘多少，饭圆如桐子大，每服十圆，微嚼破，新水咽下立止，只用药末一大钱，饭少许，同嚼下亦得。老幼皆可服。

汤晦叔云："鼻衄者，当汗不汗所致，其血青黑时，不以多少，勿得止。宜服温和药以调其荣卫。才见鲜血，急以此药止之。"

桂枝汤（方在前）

有人病发热恶寒自汗，脉浮而微弱，三服此汤而愈。此方在仲景一百十三方内，独冠其首，今人全不用，苦哉？仲景云："太阳中风，阳浮而阴弱，阳浮者热自发，阴弱者汗自出，啬啬恶寒，淅淅恶风，翕翕发热，宜桂枝汤。"此脉与证，仲景说得甚分明，只后人看不透，所以不敢用。仲景云："假令寸口脉微，名曰阳不足，阴气上入阳中，则洒淅恶寒也。尺脉弱，名曰阴不足，阳气下陷入阴中，则发热也。"此谓元受病者而然也。又曰："阳微则恶寒，阴弱则发热。医发其汗，使阳气微，又大下之，令阴气弱，此谓医所病而然也。"大抵阴不足，阳往从之，故内陷而发热；阳不足，阴往乘之，故阴上入阳中则恶寒。举此二端，明白如此，何惮而不用桂枝哉。

茵陈蒿汤

治胃中有热、有湿、有宿谷，相抟发黄。

茵陈蒿_{嫩者，一两半}　大黄_{三分，以湿纸裹甑上蒸}　栀子_{小者十枚，去皮}

上粗末，每服一钱，水一盏半，煎至八分，去滓，调五苓散二钱服，以知为度。

五苓散

治伤寒温热病表里未解，头痛发热，口燥咽干，烦渴饮水，或水入即吐，或小便不利，及汗出表解烦渴不止者宜服。又治霍乱吐泻，燥渴引饮。

猪苓_{去黑皮，一两半}　泽泻_{二两半}　白术_{一两半}　白茯苓_{去皮，一两半}　桂枝_{一两，去粗皮，不见火}

上件各事持捣为散，拌匀，每服三钱，白汤调下，不计时候，服讫多饮热汤，汗出即愈。又治瘀热在里，身发黄疸，浓煎茵陈蒿汤下，食前服。疸病发渴及中暑引饮，亦可用水调服。（《局方》云："小儿加白术末少许服之，若发虚加黄芪、人参末服之。"）

瓜蒂散

治头中寒湿，发黄疸。

瓜蒂_{二七个}　赤小豆　秫米_{各二七粒}

上细末，水法圆如大豆大，一枚许纳鼻中，缩鼻令入，当出黄水，切不可吹入。

庚戌年避地维扬界，有一家病伤寒七八日，身体洞黄，鼻目皆痛，两髀及项颈腰脊强急，大便涩，小便如金。予曰："脉紧且数，脾元受湿，暑热蕴蓄于太阳之经，宿谷相抟，郁蒸而不散，故使头面有汗，至颈以下无之。若鼻中气冷，寸口近掌无脉，则不疗。急用茵陈汤

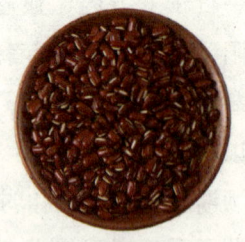

赤小豆

调五苓散与之，数服瘥。"

又记一家病身痛，面黄喘满，头痛，自能饮食，大小便如经。予诊之，脉大而虚，鼻塞且烦。予曰："非湿热、宿谷相抟，此乃头中寒湿。茵陈五苓不可行也。"仲景云："湿家病身疼痛，发热面黄而喘，头痛鼻塞而烦，其脉大，能自饮食，中和无病，病在头中寒湿，故鼻塞。纳药鼻中则愈。"仲景无药方，此方见《外台》《删繁》，证云："治天行热毒，通贯脏腑，沉鼓骨髓之间，或为黄疸，宜瓜蒂散。"即此方也。

又记一舟梢病伤寒发黄，鼻内酸痛，身与目如金，小便赤而数，大便如经。或者欲用茵陈五苓。予曰："非其治也。"小便和大便如常，则知病不在脏腑。今眼睛疼，鼻颊痛，是病在清道中。清道者，华盖肺之经也。若下大黄，则必腹胀为逆，亦用瓜蒂散。先含水，次搐之，鼻中黄水尽，乃愈。

一呷散

即《九籥卫生方》驱风妙应散。疗危恶诸风，角弓反张，失音不语，牙关紧急，涎潮发搐，目瞪直视，精神昏塞。（呷，迄甲切，吸呷也。）

大天南星 不拘多少

上选腊辰日，以河水露星宿下浸四十九日，浸毕取出，用米泔水洗去滑，焙干为细末。每服大人用一钱，小儿一字，并生姜薄荷汤调服。如牙关紧急，口紧不开，即斡开口。先以此药末先揩牙，须臾口开，即温温灌之。

卷第九

伤寒时疫（下）

治结胸灸法（阴毒伤寒，关格不通、腹胀喘促、四肢逆冷亦依此灸之，气通可治）

巴豆<u>十四枚</u>　黄连<u>七寸，和皮用</u>

上捣细，用津唾和成膏，填入脐心，以艾灸其上。腹中有声，其病去矣。不拘壮数，病去为度。才灸了，便以温汤浸手帕拭之，恐生疮也。

鹊石散

治伤寒发狂，或弃衣奔走，逾墙上屋。

黄连<u>去须</u>　寒水石<u>各等分</u>

上细末，每服二钱，浓煎甘草汤，放冷调服。

桂枝麻黄各半汤（方在前）

尝记一亲戚病伤寒，身热头疼无汗，大便不通已四五日。予讯问之，见医者治大黄、朴硝等欲下之。予曰："子姑少待。"予为视之，脉浮缓，卧密室中，自称其恶风。予曰："表证如此。虽大便不通数日，腹又不胀，别无所苦，何遽便下？大抵仲景法须表证罢方可下。"不尔，邪乘虚入，不为结胸，必为热利也。予作桂枝麻黄各半汤，继以小柴胡，絷絷汗出，大便亦通而解。仲景云："凡伤寒之病，多从风寒得之，始表中风寒，入里则不消矣。"拟欲攻之，当先解表，乃可下之。若表已解，而内不消，大满大实坚，有燥屎自可除下之，虽四五日，不能为祸也。若不宜下而便攻之，内虚热入，协热遂利，烦躁诸变，不可胜数。轻者困笃，重者必死矣。(元本正文重叠难晓，予删正，此段其理甚明。)大抵风寒入里不消，必有燥屎，或大便坚秘。须是脉不浮，不恶风，表证罢乃可下。大便不通，虽四五日不能为害。若不顾表而便下，遂为协热利也。

抵当圆

治瘀血。

水蛭 五枚，炙　虻虫 五枚，去翅、足，炒　桃仁 六枚，去皮尖　大黄 去皮，湿纸裹，甑上蒸，三分

上为末，炼蜜和作一圆，以水一盏，煎至七分，顿服。晬时当下血，不下，再作之。

有人病伤寒七八日，脉微而沉，身黄发狂，小腹胀满，脐下冷，小便利。予曰："仲景云：'太阳病身黄，脉沉结，小腹硬，小便不利者，为无血也。小便自利，其人如狂者，血证谛也。'投以抵当圆，下黑血数升，狂止得汗解。《经》云：'血在上则忘，在下则狂。'太阳膀胱随经而蓄于膀胱，故脐下膨胀。由阑门渗入大肠，若大便黑者，此其症也。大肠小肠会为阑门。《难经》七冲门：'唇为飞门，齿为户门，会厌为吸门，胃为贲门，太仓下口为幽门，大肠小肠会为阑门，下极为魄门。'"

破阴丹（在前）

有人初得病，四肢逆冷，脐下筑痛，身疼如被杖，盖阴证也。急服金液、破阴、来复丹等，其脉遂沉而滑。沉者阴也，滑者阳也，病虽阴而见阳脉，有可生之理。仲景所谓阴病见阳脉者生也。仍灸气海、丹田百壮，手足温阳回，得汗而解。或问滑脉之状，如何便有生理？予曰："仲景云：'翕奄沉名曰滑。'何谓也？沉为纯阴，翕为正阳，阴阳和合，故令脉滑。"古人论滑脉，虽云往来前却流利度转，替替然与数相

似。仲景三语便足也。此三字极难晓，翕，合也，言张而复合也，故曰翕，为正阳；沉，言忽降而下也，故曰沉，为纯阴，方翕而合，俄降而下；奄，谓奄忽之间。仲景论滑脉可谓谛当矣，然其言皆有法，故读者难晓。

金液丹

硫黄十两，先飞炼去沙石，秤，研为细末，用磁合子盛，以水和赤石脂封口，以盐泥固济燃干。地下先埋一小罐子，盛水令满，安合子在上，用泥固济了，慢火养七日七夜，候足，加顶火一煅，候冷取出。研极细为末，药末一两用蒸饼，一两汤浸，握去水脉，圆如梧桐子大。每服三十圆，多至百圆，空心温米饮下。此药固真气、暖丹田、坚筋骨、壮阳道，除久寒痼冷，补劳伤虚损。治男子腰肾久冷，心腹积聚，胁下冷癖，腹中诸虫，失精遗溺，行羸气劣，脚膝疼弱，冷风顽痹，上气䘐血，咳逆寒热，霍乱转筋，虚滑下痢。又治痔瘘湿䘌生疮，下血不止，及妇人血结寒热，阴蚀疽痔。又治伤寒阴证，身冷脉微，手足厥逆，或吐或利，或自汗不止，或小便不禁。不拘圆数，宜并服之。得身热脉出为度。

来复丹（本方不用玄精石，其效尤速）

硝石一两，同硫黄细末入定碟内，微火漫炒，柳篦子不住手搅，令阴阳气相入，不可火太过，恐伤药力，再研极细。各二气末　舶上硫黄一两，透明不夹石者　五灵脂二两，须择五台山者，用水澄去砂石，日干，净研　太阴玄精石一两，研细，水飞　陈橘皮二两，去白　青橘皮二两，去白

上用五灵脂、二橘皮为细末，次入玄精石末及前二气末拌匀，以好滴醋打糊圆如豌豆大，每服三十粒，空心粥饮下。甚者五十粒。小儿三五粒，新生婴儿一粒。小儿慢惊风或吐利不

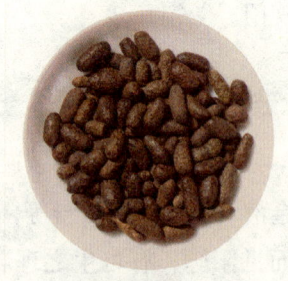

五灵脂

止，变成虚风搐搦者，非风也，胃气欲绝故也，用五粒研碎米饮送下。老人伏热迷闷，紫苏汤下。妇人产后，血逆上抢闷绝，并恶露不止，及赤白带下，并用醋汤下。此药治荣卫不交，养心肾不升降，上实下虚，气闷痰厥，心腹冷痛，脏腑虚滑。不问男女老幼危急之证，但有胃气，无不获安。补损扶虚，救阴助阳，为效殊胜。常服和阴阳益神，散腰肾阴湿，止腹胁冷疼，立见神效。应诸疾不辨阴阳证者，并宜服之。（中暑昏乱、烦躁、垂死，急用新汲水调五苓散下五十粒，立活。）

气海

气海一穴，道家名曰丹田，在脐下一寸五分，任脉气所发。治脐下冷气上冲，心下气结成块，妇人月事不调，崩中带下，因产恶露不止，绕脐疗痛。针入八分，灸可百壮。此男子生气之海也。脏气虚惫，真气不足，一切气疾，悉可灸之。阴证伤寒，不限壮数，更于关元穴灸之，以手和暖为度。（关元穴在第二卷。）

补脾汤

治伤寒汗后，脾胃伤冷物，胸膈不快，寻常血气不和。宜服补脾汤。（此即治中汤也。）

人参去芦　干姜炮　白术　甘草炙
陈皮去白　青皮去白，等分

上细末，每服三钱，水一盏，煎数沸，热服，入盐点亦得。

记有人患伤寒得汗数日，忽身热自汗，脉弦数，心不得宁，真劳复也。

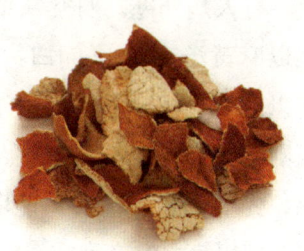

陈皮

予诊曰："劳心之所致，神之所舍，未复其初，而又劳伤其神，荣卫失度。"当补其子，益其脾，解发其劳，庶几得愈，授以补脾汤，佐以小柴胡，得解。或者难曰："虚则补其母，今补其子何也？"予曰："子不知虚劳之异乎？《难经》曰：'虚则补其母，实则泻其子。'此虚当补其母，人所共知也。《千金》曰：'心劳甚者，补脾气以益之。'脾旺则感于心矣。此劳则当补其子，人所未闻也。盖母生我者也，子继我而助我者也。方治其虚，则补其生者。《锦囊》所谓本体得气，遗体受荫同义。方治其劳，则补其助我者，荀子所谓未有子富而父贫同义。此治虚与劳所以异也。"

白虎汤

治中暍。

知母一两半　甘草半两，炙　石膏四两，碎，绵裹　粳米一合半

上锉如麻豆大，每服五钱，水一盏，煮至八分，去滓温服。

有人头疼身热，心烦躁渴，诊其脉大而虚。予授以白虎汤数服愈。仲景云："脉虚身热，得之伤暑。"又云："其脉弦细芤迟何也？"《素问》云："寒伤形，热伤气。"盖伤气不伤形，则气消而脉虚弱，所谓弦细芤迟者，皆虚脉也，仲景以弦为阴，朱肱亦曰："中暑脉微弱，则皆虚脉可知。"

麻黄汤（方在前）

有人病伤寒。身热头痛。予诊之曰："邪在表，此表实证也，当汗之以麻黄汤。"或人问曰："伤寒大抵因虚，故邪得以入之。今邪在表，何以言表实也？"予曰："古人称邪之所凑，其气必虚，留而不去，其病则实。盖邪之入人也，始因虚，及邪居中，则反为实矣。大抵调治伤寒，先要明表里虚实，能明此四字，则仲景三百九十七法，可坐而定也。何以言之？有表实，有表虚，有里实，有里虚，有表里俱实，有表里俱虚。予于表里虚实歌中，常论其事矣。仲景麻黄汤之类，为表实而设也；桂枝汤之类，为表虚而设也；里实，则承气之类是也；里虚，则四逆之类是也；表里俱实，所谓阳盛阴虚，下之则愈也；表里俱虚，所谓阳虚阴盛，汗之则愈也。尝读《华佗传》，有府吏倪寻、李延共止，俱头痛身热，所苦正同，佗曰："寻当下之，延当发汗，或难其异。"佗

曰："寻内实，延外实，故治之异。"

小柴胡汤

柴胡二两，去苗，净洗 黄芩去皮 人参去芦 甘草各三分，炙 半夏六钱一字，汤洗七次

上粗末，每服五钱，水一盏半，生姜五片，枣二个，同煎至八分，去滓温服，日三服。若胸中烦而不呕者，去半夏、人参，加栝蒌实四分之一（以一枚为率）；若渴，去半夏，加人参合前成一两一钱，栝楼根一两；若腹中痛者，去黄芩，加芍药三分。若胁下痞硬，去大枣，加牡蛎一两；若心下悸，小便不利，去黄芩，加茯苓一两；若不渴，外有微热者，去人参，加桂三分，温覆微汗愈；若咳者，去人参、大枣、生姜，加五味子六钱一字，干姜二分。

记有人患伤寒五六日，头汗出，自颈以下无汗，手足冷，心下痞闷，大便秘结，或者见四肢冷，又汗出满闷，以为阴证。予诊其脉沉而紧，予曰："此证诚可疑，然大便结，非虚结也，安得为阴？"脉虽沉紧为少阴证，然多是自利，未有秘结者。予谓此正半在里半在表，投以小柴胡得愈。仲景称伤寒五六日，头汗出，微恶寒，手足冷，心下满，口不欲食，大便硬，脉细者，此为阳微结。必有表复有里，脉沉亦有里也。汗出为阳微，假令纯阴结，不得复有外证，悉入在里，此为半在外半在里也。脉虽沉紧，不得为少阴。所以然者，阴不得有汗。今头汗出，故知非少阴也。可与小柴胡汤。设不了了者，得屎而解。此疾证候同，故得屎而解也。有人难曰："仲景云，病人脉阴阳俱紧，反汗出者，亡阳也，此属少阴。今云阴不得有汗何也？今头汗出者，故知非少阴，何以头汗出，便知非少阴证？"予曰："此一段正是仲景议论处。意谓四肢冷，脉沉紧，腹满，全是少阴，然大便硬，头汗出，不得为少阴。盖头者，三阳同聚，若三阴至胸而还，有头汗者，自是阳虚。故曰汗出为阳微，是阴不得有汗也。若少阴，头有汗则死矣。故仲景《平脉法》云：'心者，火也，名少阴，其头无汗者，可治。有汗者死。'心为手少

阴，肾为足少防，相与为上下。唯以意逆者，斯可得之。"

麻黄汤（方在前）

治太阳阳明合病。

有人病伤寒脉浮而长，喘而胸满，身热头痛，腰脊强，鼻干不得卧。予曰："太阳阳明合病证。仲景法中有三证：下利者，葛根汤；不下利呕逆者，加半夏；喘而胸满者，麻黄汤也。治以麻黄得解。"有人问："伤寒传入之序，自太阳、阳明、少阳、太阴、少阴、厥阴，所传有次第，何哉？"予曰："仲景本论无说，古今亦无言者，唯庞安常谓阳主生，故太阳水传足阳明土，土传足少阳木，为微邪；阴主杀，故足少阳木传足太阴土，土传足少阴水，水传足厥阴木，为贼邪。予以为不然，足少阴水传足厥阴木，安得为贼邪？盖牵强附会，失之穿凿。胡不观《素问·阴阳离合论》云：'太阳根起于至阴，结于命门，名曰阴中之阳。阳明根起于厉兑，名曰阴中之阳。少阳根起于窍阴，名曰阴中之少阳。太阴根起于隐白，名曰阴中之阴。少阴根起于涌泉，名曰阴中之少阴。厥阴根起于大敦，阴之绝阳，名曰阴之绝阴。'其次序正与此合。大抵伤寒始因中风寒，得之于阴。是以只传足经者，皆阴中之阳，阴中之阴也。不特此也。以六气在天者考之，厥阴为初之气，少阴为二之气，太阴为三之气，少阳为四之气，阳明为五之气，太阳为终之气，此顺也。逆而言之，太阳而后阳明，阳明而后少阳，少阳而后太阴，太阴而后少阴，少阴而后厥阴，伤寒为病逆而非顺，故以是为序也。"

小承气汤

大黄一两，去皮　厚朴半两，去皮，姜汁涂，炙　枳实二片，去穰，麸炒

上三味，锉如麻豆大，每服三钱，水一盏，煮至三分，去滓温服。以利为度。初服须更衣者，止后服，未利再服。（法当先炒厚朴、枳壳三大钱匕，水一盏半煮至一盏，又入大黄二钱，再煮一沸，去滓热服。）

有人病伤寒八九日，身热无汗，时时谵语，时因下利，大便不通三

日矣。非烦非躁，非寒非痛，终夜不得卧，但心中无晓会处。或时发一声，如叹息之状，医者不晓是何证。予诊之曰："此懊憹怫郁，二证俱作也。"胃中有燥屎者，宜承气汤。下燥屎二十余枚，得利而解。仲景云："阳明病下之，心下懊憹微烦，胃中有燥屎者，可攻之。"又云："病者小便不利，大便乍难乍易，时有微热，怫郁不得卧者，有燥屎也，承气汤主之。"《素问》云："胃不和则不安，此夜所以不得眠也。"仲景云："胃中燥，大便艰者，必谵语。此所以有时谵语也。非躁非烦，非寒非痛，所谓心中懊憹也。声如叹息而时发一声者，所谓外气怫郁也。燥屎得除，大便通利，胃中安和，故其病悉去也。"

又有人病伤寒，大便不利，日晡发潮热，手循衣缝，两手撮空，直视喘急。更数医矣，见之皆走。予曰："此诚恶候，得之者十中九死。仲景虽有证而无治法。但云脉弦者生，涩者死。已经吐下，难于用药，漫且救之。若大便得通而脉弦者，庶可治也。"与小承气汤一服，而大便利，诸疾渐退，脉且微弦，半月愈。或人问曰："下之而脉弦者生，此何意也？"予曰："《金匮玉函》云，循衣妄撮，怵惕不安，微喘直视，脉弦者生，涩者死，微者，但发热谵语，承气汤主之。予尝观钱仲阳《小儿直诀》云：'手循衣领及捻物者，肝热也。'此证在《玉函》列于阳明部。盖阳明胃也，肝有热邪，淫于胃经。故以承气泻之，且得弦脉。则肝平而胃不受克，此所以有生之理。读仲景论，不能博通诸医书，以发明其隐奥，专守一书者，吾未见其能也。"

又记有人病伤寒下利，身热神昏多困，谵语不得眠。或者见下利，便以谵语为郑声，为阴虚证。予曰："此小承气证。"众骇然曰："下利而服小承气，仲景之法乎？"予曰："此仲景之法也。仲景云：'下利而谵语者，有燥屎也。'属小承气汤而得解。"予尝读《素问》云："微者逆之，甚者从之，逆者正治，从者反治。从少从多，观其事也。帝曰：'反治何谓？'岐伯曰：'塞因塞用，通因通用。'"王冰注云：大热内结，注泻不止，热宜寒疗，结复未除，以寒下之，结散则止，此则通因通用也。正合于此。

葛根汤

治项背强。

葛根一两　麻黄三分，去节　桂枝去皮，不见火　甘草炙　芍药各半两

上粗末，每服五钱，水一盏半，煎至八分，去滓温服，覆汗为度。

有人患伤寒，无汗恶风，项既屈而且强。予曰："项强几几，葛根汤证。"或问曰："何谓几几？"予曰："几几者，如凡足疾屈而强也。"谢复古谓病人羸弱，须凭几而起，误也。盖仲景论中极有难晓处，如振振欲擗地，心中懊憹，外气怫郁，郁冒不仁，膈内拒痛。如此之类甚多。

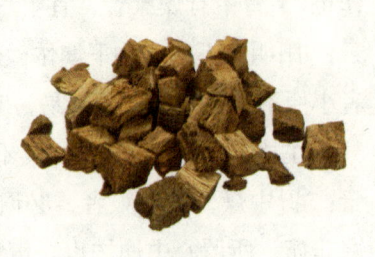

【点评】《伤寒论》之"几几"，有注云："几几，音殊，短羽鸟飞几几也""几几者，伸颈之貌也……项背强者，动则如之"。且生出末划收笔处有钩音"jǐ"，无钩音"shu"之说。

钱超尘先生认为：读为"殊"音的"几"只是一个"字根"，在任何文献中都未曾出现。例如，《诗经·狼跋》中"赤舄几几"句，《说文》一作"赤舄几几"，另一处作"赤舄掔掔"，而"掔"与"几"双声、韵对转，可见二字相通。"掔"旧读"jīn"，《说文》释为"固也"，引伸为"不灵活"之义。《伤寒论》中的"几几"就应读为"掔掔"，表示拘紧僵直，不能自由舒展的状态。

始得阴毒候

熙宁中邻守宋迪，因其犹子感伤寒之初，不能辨其病证。见其烦渴而汗多，以凉药解治之。至于再三，遂成阴毒，六日卒。迪痛悼之，遂著《阴毒形证诀》三篇。

阴毒本因肾气虚寒，因欲事或食冷物后伤风。内既伏阴，外又感

寒，或先感外寒而后伏内阴，内外皆阴，则阳气不守。遂发头痛，腰重腹痛，眼睛疼，身体倦怠而不甚热，四肢逆冷，额上及手背冷汗不止。或多烦渴，精神恍惚，如有所失，三二日间或可起行，不甚觉重。诊之则六脉俱沉细而疾，尺部短小，寸口或大。（六脉俱浮大或沉取之大，而不甚疾者，非阴证也。）若服凉药过多，则渴转甚，躁转急。有此病症者，急服还阳、退阴二药即安。唯补虚和气而已，宜服正元散、退阴散、五胜散。（阴证不宜发汗，如气正脉大，身热而未瘥，用药出汗无妨。）

正元散

治伤寒，如觉伤寒吹着四肢，头目百骨节疼痛，急煎此药服。如人行五里，再服。或连进三服，出汗立瘥。若患阴毒伤寒，入退阴散半钱，同煎。或伤冷伤食，头昏气满，及心腹诸疾，服之无有不见效。

麻黄去节，秤　陈皮去白　大黄生　甘草炙　干姜炮　肉桂去粗皮，不见火　芍药　附子炮，去皮脐　茱萸拣净，汤泡十次，焙　半夏汤洗七次。各等分

上麻黄加一半，茱萸减一半，同为末，每服一大钱，水一盏，生姜三片，枣一个，煎至七分，热呷。如出汗，以衣被盖覆，切须候汗干，方去衣被。如是阴毒，不可用麻黄，免更出汗。秋末至春初，大黄减半。

退阴散

治阴毒伤寒，手足逆冷，脉沉细，头痛腰重。连进三服。小小伤冷，每服一字，入正元散内同煎，入盐一捻。阴毒伤寒咳逆，煎一服，细细热呷，便止。

川乌炮，去皮脐　干姜炮。各等分

上为粗末，炒令转色，放冷再捣为细末，每服一钱，水一盏，盐一捻，煎半盏，去滓温服。

五胜散

治伤寒，头痛壮热，骨节疼痛，昏沉困倦，咳嗽鼻塞，不思饮食。兼治伤寒夹冷气，并慢阴毒神效方。

白术　甘草炙　五味子拣　石膏各四两　干姜三两半，炮

上为末，每服二钱，水八分盏，入盐少许，同煎至六分，通口服。如冷气相夹，入姜、枣煎。或治阴毒病，入艾少许同煎。

阴毒渐深候

积阴感于下，则微阳消于上，故其候沉重。四肢逆冷，腹痛转甚，或咽喉不利，或心下胀满，结硬躁渴，虚汗不止，或时狂言，指甲、面色青黑，六脉沉细，而一息七至以来，有此证者，速宜于气海、关元二穴，灸三二百壮，以手足和暖为效。仍服金液丹、来苏丹、玉女散、还阳散、退阴散。

玉女散

治阴毒气攻上腹痛，四肢逆冷，恶候并治之。

川乌去皮脐，冷水浸七日后，薄切，曝干，纸袋盛。有患者，取碾末一大钱，入盐一小钱，水一盏半，煎至七分，通口服，压下阴毒，所往如猪血相似。未已，良久再进一服。

还阳散

治阴毒面色青，四肢逆冷，心燥腹痛。

用硫黄末，新汲水调下二钱，良久，或寒一起，或热一起，更看紧慢，再服，汗出瘥。

阴毒沉困候

沉困之候与前渐深之候皆同，而更加困重。六脉附骨，取之方有，

按之即无,一息八至以上,或不可数也。至此,则药饵难为功矣。但于脐中灼艾,如半枣大,三百壮以来,手足不和暖者,不可治也。偶复和暖,则以前硫黄及热药助之。若阴气散,阳气来,即渐减热药而和治之,以取瘥矣。

辨少阴紧脉证

记有人患伤寒六七日,心烦昏睡,多吐,小便白色,自汗。予诊之,寸口、尺中俱紧。予曰:"寒中少阴之经,是以脉紧。"仲景云:"病人脉紧而汗出者,亡阳也,属少阴,法当咽痛而复下利。"盖谓此也。有难之曰:"《脉诀》紧脉属七表,仲景以紧脉属少阴,紧脉属阳耶?属阴耶?"予曰:"仲景云:'寸口脉俱紧者,清邪中于上焦,浊邪中于下焦。'又云:'阴阳俱紧者,口中气出,唇口干燥,蜷卧足冷,鼻中涕出,舌上滑苔,勿妄治也。'又云:'紧则为寒。'又云:'诸紧为寒。'又云:'曾为人所难,紧脉从何而来?'师云:'假令已汗若吐,以肺里寒,故令脉紧。假令咳者,坐饮冷水,故令脉紧。假令下利,以胃虚,故令脉紧。'又云:寸口脉微,尺脉紧,其人虚损多汗。'由是观之,则寒邪之气,入人经络所致,皆虚寒之脉也。其在阳经则浮而紧,在阴经则沉而紧。故仲景云:'浮紧者,名为伤寒。'又曰:'阳明脉浮而紧者,必潮热。此在阳则浮而紧也,在阴则沉而紧。'故仲景云:'寸口脉微,尺脉紧,其人虚损多汗,则阴常在,绝不见阳。'又云:'少阴脉紧,至七八日自下利,脉暴微,手足反温,脉紧反去者,此欲解也。此在阴则沉而紧也。'仲景云:'浮为在表,沉为在里,数为在腑,迟为在脏。欲知表里脏腑,先以浮沉迟数为定,然后兼于脉,而别阴阳也。'故论伤寒,当以仲景脉法为准。伤寒必本仲景,犹兵家之本孙吴,葬书之本郭氏,三命之本珞琭,壬课之本心镜。舍之而之他,是犹舍规矩而求方圆,舍律吕而合五音,必乖谬矣。"予尝作《伤寒歌百篇》,其首篇曰:伤寒脉证总论篇第一,皆本仲景,今漫录于后。

大浮数动滑阳脉,阴病见阳生可得。沉涩弦微弱属阴,阳病见阴终死厄。(仲景云:"脉大浮数动滑,此名阳也。脉沉涩弱弦弱,此名阴也。阴病见阳脉者生,阳病见阴脉者死。")阴阳交互最难明,轻重斟量当别白。(脉虽有阴阳,须看轻重,以分表里。)

轻手脉浮为在表,表实浮而兼有力,但浮无力表中虚,自汗恶风常淅淅。(伤寒先要辨表里虚实,此四者为急。仲景浮为在表,沉为在里。然表证有虚有实。浮而有力者,表实也,故无汗不恶风。浮而无力者,表虚也,故自汗恶风。)

重手脉沉为在里,里令实脉来亦实,重手无力大而虚,此是里虚理审的。(里证亦有虚实。脉沉而有力者,里实也,故腹满大便不通。沉而无力者,里虚也,或泄痢,或阴证之类。以上八句,辨表里虚实尽矣。)

风则虚浮寒牢坚,水停水滀必沉潜。动则为痛数为热,支饮应须脉急弦。大过之脉为可怪,不及之脉亦如然。(仲景云:"风则虚浮,寒则牢坚,沉潜水滀,支饮急弦,动则为痛,数则热烦,太过可怪,不及亦然。邪不空见,中必有奸。")

荣卫太盛名高章,高章相搏名曰纲。荣卫微时名卑惵,卑惵相搏损名扬。荣卫既和名缓迟,缓迟名沉此最良。九种脉中辨疾证,长沙之脉妙难量。(仲景云:"寸口卫气盛,名曰高。荣气盛,名曰章。高章相搏,名曰纲。卫气弱,名曰惵。荣气弱,名曰卑。惵卑相搏,名曰损。卫气和名曰缓,荣气和名曰迟。迟缓相搏,名曰沉。"大抵仲景论伤寒证候,自是一家。)

瞥瞥有如羹上肥,此脉定知阳气微。萦萦来者蛛丝细,却是体中阴气衰。脉如泻漆之绝者,病人亡血更何疑。(仲景云:"脉瞥瞥如羹上肥者,阳气微也。脉萦萦如蛛丝细者,阳气衰也。脉绵绵如泻漆之绝者,亡血也。"阳气衰,《千金》作阴气衰。)

阳结蔼蔼如车盖,阴结循竿亦象之。(仲景云:"蔼蔼如车盖者,阳结也。累累如循长竿者,阴结也。")

阳盛则促来一止,阴盛则结缓而迟。(此谓促结二脉也。仲景云:"脉来缓时一止名曰结,脉来数时一止名曰促。脉阳盛则促,阴盛则结。")

纵横逆顺宜审察,残贼灾怪要须知。(仲景云:"脉有相乘,有纵有横,有逆有顺,何谓也?曰水行乘火,金行乘木,名曰纵;火行乘水,木行乘金,名曰横;水行乘金，火行乘木，名曰逆。金行乘水，木行乘火，名曰顺也。"又问云："脉有残贼，何谓也？"师云："脉有弦紧浮沉滑涩，此六者，名残贼。能为诸脉作病也。"又问曰："脉有灾怪，何谓也？"答曰："旧时服药，今乃发为灾怪。"）

脉静人病内虚故，人安脉病曰行尸。（仲景曰："脉病人不病，曰行尸，以无王气，卒仆不知人。人病脉不病，名曰内虚，以无谷神，虽困无苦。"）

右手气口当主气，主血人迎左其位。气口紧盛食必伤，人迎紧盛风邪炽。左为人迎，右为气口。人迎紧盛伤于寒，气口紧盛伤于食。

数为在腑迟为脏，浮为在表沉在里。（仲景曰："浮为在表，沉为在里，数为在腑，迟为在脏。"）

脉浮而缓风伤卫，浮紧坚涩寒伤荣。脉微大忌令人吐，欲下犹防虚且细。（仲景云："脉微不可吐，虚细不可下。"）

沉微气弱汗为难，三者要须当审记。孙用和云："阴虚脉沉微而气弱者，不可汗。汗下吐三候，脉有不可行者，当审矣。"

阳加于阴有汗证，左手沉微却应来。（《素问》云："阳加于阴，为之汗。"）

趺阳胃脉定死生。（仲景论言："趺阳脉者，十有八九。"）

太溪肾脉为根蒂。（伤寒必诊太溪、趺阳者，谓人以肾脉、胃脉为主。故仲景讥世人"握手不及足"者以此。）

脉来六至或七至，邪气渐深须用意。浮大昼加病属阳，沉细夜加分阴位。九至以上来短促，状若涌泉无入气。更加悬绝渐无根，命绝天真当死矣。（孙用和云："脉至七至六至以上，浮大昼加病，沉细夜加病。更及八至，精神消，神气乱，必有散脱精神之候，须忌急为治疗，又加之九至十至，虽和扁亦难治。如八至九至，加以悬绝，悬绝者无根，如泉之涌，脉无入气，天真绝而必死矣。"）

病人三部脉调匀，大小浮沉迟速类。此是阴阳气已和，勿药自然应有喜。（仲景云："寸口、关上、尺中三处，大小浮沉迟数同等。虽有寒热不解，此脉已和，为必愈。"）

发热恶寒，近似伤寒者，有五种。脉浮而数，其人发热而恶寒者，伤寒之候也；脉浮而紧，其人发热恶寒，或有痛处，是欲为痈疽也；脉浮按之反涩，其人发热恶寒，或膈实而呕吐，此是伤食也；脉浮而滑，其人发热而背寒，或头眩而呕吐，此风痰之证也；脉浮而弦，其人发热而恶寒，或思饮食，此是欲作疟证也。能辨其脉，又验其证，斯无误也。

来苏丹

定喘治久嗽。

雄黄　雌黄　砒霜 等分

上为粗末，入瓷罐子内盛，勿令满，上以新瓷盏盖头，赤石脂水调泥合缝，候透干以炭火簇罐子，盏内盛清水半盏，水耗再添水，自早至晚后住火，经宿取出，药在盏底结成。取下药，研细，枣肉或蒸饼圆如麻子大，非时温汤下三圆，加至五圆，仍忌热物少时。

卷第十

妇人诸疾

四物汤

治妇人荣卫气虚，挟风冷，胸胁膨胀，腹中疞痛，经水愆期，或多或少，崩伤漏下，腰腿痛重，面色青黄，嗜卧无力，安胎止痛，补血益虚。

当归 去芦，洗，薄切，焙干，秤　芎䓖　熟干地黄 酒洒，九蒸九曝，焙，秤　白芍药 各等分

上粗末，每服四钱，水一盏，煎至八分，去滓温服，不拘时候。

滑胎枳壳散

甘草 一两，炙　商州枳壳 二两，去穰，麸炒黄

上细末，每服二钱，百沸汤点服，空心食前，日三服，凡怀孕六七月以上即服，令儿易生，初生胎小微黑，百日以后肉渐变白，此虽孙真人滑胎易产方，然抑阳降气，为众方之冠。

内补圆

治妊娠冲任脉虚，补血安胎。

熟干地黄 酒洒，九蒸九曝，焙，秤，二两　当归 去芦，洗，切，焙干，微炒，一两

上细末，炼蜜和圆如桐子大，每服三四十圆，温酒下。

以上三方，诸集皆载之，在人用之如何尔。大率妇人妊娠，唯在抑

阳助阴。《素问》云："阴搏阳别，为之有子。"盖关前为阳，关后为阴。尺中之脉，按之搏手而不绝者，妊子也。妇人平居，阳气微盛，无害，及其妊子，则方闭经坠以养胎，若阳盛抟之，则经脉妄行，胎乃不固，《素问》所虚阳抟，谓之崩也。抑阳助阴之方甚多，然胎前药唯恶群队，若阴阳交杂，别生他病，唯是枳壳散所以抑阳，四物汤所以助阴故尔。枳壳散差寒，若单服之，恐有胎寒腹痛之疾，以内补圆佐之，则阳不至强，阴不至弱，阴阳调匀，有益胎嗣，此前人未尝论及也。

木香圆

治妇人有孕伤饮食。

木香二钱匕　京三棱京三棱能落胎，不可用，用前胡五钱　人参去芦　白茯苓去皮。各三钱匕

上细末，面糊圆绿豆大，每服三十圆熟水下。

白术散

治妊娠气不和调，饮食少。

白术炒　干紫苏各一两　白芷微炒，三分　人参三分，去芦　川芎洗　诃子皮　青皮去白。各半两　甘草一分，炙

上细末，每服二钱，水一盏，姜三片，煎七分，不拘时候温服。

《经》云："饮食自倍，肠胃乃伤。"又云："阴之所生，过在五味。"阴之五宫，伤在五味。若妊子饮食不节，生冷毒物，恣性食啖，必致脾胃之疾。故妊娠伤食，难得安乐，唯此二方最稳捷。

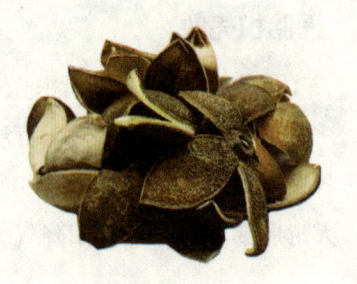

青皮

紫苏饮

治妊娠胎气不和，怀胎近上，胀满疼痛，谓之子悬。兼治临产惊

恐，气结连日不产。

大腹皮　人参去芦　川芎洗　陈橘皮去白　白芍药各半两　紫苏茎叶一两　当归洗，去芦，薄切，三钱　甘草一钱，炙

上各细锉，分作三服，每服用水一盏半，生姜四片，葱白七寸，煎至七分，去渣空心服。

曾有妇人累日产不下，服遍催生药不验。予曰："此必坐草太早，心怀恐惧，气结而然，非不顺也，《素问》云：'恐则气下。'盖恐则精神怯，怯则上焦闭，闭则气还，还则下焦胀，气乃不行矣。得此药一服便产。"及妇人六七月子悬者，予用此数数有验，不十服胎便近下。

下死胎方

桂末二钱，麝香当门子一个，同研，暖酒服，须臾如手推下。此不用水银等，此药不损血气。《赵和叔传》。

紫石英圆

治妇人病，多是月经乍多乍少，或前或后，时发疼痛，医者一例呼为经病，不曾说得是阴胜阳，是阳胜阴，所以服药少得有效。盖阴气乘阳，则胞寒气冷，血不运行，经所谓天寒地冻，水凝成冰，故令乍少，而在月后。若阳气乘阴，则血流散溢，经所谓天暑地热，经水沸溢，故令乍多，而在月前。当和其阴阳，调其血气，使不相乘，以平为福。宜紫石英圆。

紫石英　禹余粮烧，醋淬　人参去芦　龙骨　川乌头炮，去皮尖　桂心不见火　杜仲去皮，锉如豆，炒，令黑　桑寄生　五味子拣　远志去心　泽泻　当归去芦，洗，薄切，焙干，秤　石斛去根，净洗，细锉，酒焙　苁蓉酒浸水洗，焙干　干姜炮。各一两　川椒去目并合口，微炒，地上出汗　牡蛎盐泥固济，干，火烧通赤，去泥用　甘草炙。各半两

上为末，炼蜜圆如桐子大，米饮下三十圆至五十圆，空心食前。

通经圆

治妇人室女月候不通，疼痛，或成血瘕。

桂心 不见火　青皮 去白　大黄 炮　干姜 炮　川椒 去目并合口，微炒，地上出汗　蓬莪术　川乌 炮，去皮尖　干漆 炒，令烟出　当归 洗，去芦，薄切，焙干，秤　桃仁 去皮尖，炒。各等分

上细末，将四分用米醋熬成膏，和余六分末成剂，臼中治之，圆如桐子大，阴干。每服二十圆，用淡醋汤送下。加至三十圆，温酒亦得，空心食前服。

徽州医巫张横，顷年缘事在推勘院，有王医者，以医职直宿，日夜与之稔熟，口传此方，渠甚秘之。予后得此方，以治妇人疾，不可胜数，且欲广行，不敢自秘。寻常气血凝滞疼痛，数服便效。

有一师尼患恶风体倦，乍寒乍热，面赤心烦，或时自汗。是时疫气大行，医见其寒热，作伤寒治之，以大小柴胡汤杂进，数日病剧。予诊视曰："三部无寒邪脉，但厥阴脉弦长而上鱼际，宜服抑阴等药。"予制此地黄圆。

地黄圆

生干地黄 二两　柴胡 去苗，净洗　秦艽 净洗，去芦　黄芩 各半两　赤芍药 一两

上细末，炼蜜圆如桐子大，每服三十圆，乌梅汤吞下，不拘时候，日三服。

昔宋褚澄疗尼师寡妇别制方，盖有谓也。此二种鳏居，独阴无阳，欲心动而多不遂，是以阴阳交争，乍寒乍热，全类温疟，久则为劳。尝读《史记·仓公传》，载济北王侍人韩女，病腰背痛，寒热，众医皆以为寒热也，仓公曰："病得之欲男子不可得也。何以知欲男子而不可得，诊其脉，肝脉弦出寸部，是以知之，盖男子以精为主，妇人以血为主，

男子精盛则思室，妇人血盛则怀胎。夫肝，摄血者也，厥阴弦出寸部，又上鱼际，则阴血盛可知，故知褚澄之言，信有谓矣。"

地黄圆

治妇人月经不调，每行数日不止，兼有白带，渐渐瘦悴，饮食少味，累年无子。

熟干地黄 一两一分　山茱萸 连核用　白芜荑　白芍药 锉，微炒　代赭石 醋淬煅五六次。各一两　干姜 炮　厚朴 去粗皮，生姜汁炙　白僵蚕 各三分，去丝嘴，炒

上细末，炼蜜圆如桐子大，每服四五十圆，空心酒下，日三服。

此庞老方。凡妇人有白带，是第一等病，令人不产育，宜速治之。昔扁鹊过邯郸，闻贵妇人多有此病，所以专为带下医也。

琥珀散

治妇人月经壅滞，每发心腹脐疗痛不可忍。及治产后恶露不快，血上抢心，迷闷不省，气绝欲死。

荆三棱 制　蓬莪术 锉　赤芍药　刘寄奴 去梗　牡丹皮 去心　官桂 不见火　熟干地黄　菊花 去萼　真蒲黄　当归 干，秤。各一两，细锉

上前五味，用乌豆一升，生姜半斤，切片，米醋四升，同煮，豆烂为度，焙干，入后五味，同为末。每服二钱，温酒调下，空心食前服。一方不用菊花、蒲黄，用乌药、玄胡索亦佳。此予家之秘方也。若寻常血气痛，只一服。产后血冲心，二服便下。常服尤佳。予前后救人，急切不少。此药易合，宜多合以救人。

桃仁煎

治妇人血瘕血积，经候不通。

桃仁 去皮尖，麸炒　大黄 湿纸裹甑上蒸　川朴硝 各一两　虻虫 半两，炒黑

上四味末之，以醇酒二升半，银石器中慢火煎取一升五合，先下大

黄、桃仁、䗪虫三味，不住手搅，欲圆，下川朴硝，更不住手搅，良久出之，圆如桐子大。前一日不用吃晚食，五更初用温酒吞下五圆。日午取下如赤豆汁、鸡肝、虾蟆衣。未下再作，血鲜红即止。续以调气血药补之。

此出《千金方》。顷年在毗陵，有一贵人妻，患小便不通，脐腹胀不可忍。众医皆作淋治，如八正散之类，数种治皆不退，痛愈甚。予诊之曰："此血瘕也，非瞑眩药不可去。"予用此药，五更初服。至日午，痛大作不可忍，遂卧。少顷下血块如拳者数枚，小便如黑汁者一二升，痛止得愈。此药治病的切，然猛烈太峻，气虚血弱者，更宜斟酌与之。

佛手散

治妇人妊孕五七月，因事筑磕着胎，或子死腹中，恶露下，疼痛不止，口噤欲绝，用此药探之，若不损则痛止，子母俱安。若胎损立便逐下，此药催生神妙。

当归 六两，洗，去芦，薄切，焙干，秤　川芎 四两，洗

上粗末，每服二钱，水一小盏，煎令泣泣欲干，投酒一大盏，止一沸，去滓温服，口噤灌之，如人行五七里再进，不过二三服便生。

《和剂局方》此药治伤胎去血多，崩中去血多，金疮去血多，拔齿去血多，昏运欲倒者，用水煎服。

治崩中下血方

黄芩为细末，每服一钱，烧秤锤淬酒调下。崩中多是用止血药、补血药，此治阳乘阴，前所谓天暑地热，经水沸溢者。

治下血不止，或成五色崩漏方

香附子，舂去皮毛，中断之，略炒为末。每服二钱，用清米饮调下。此方徐朝奉传。其内人有是疾，服遍药，不效，后获此方，遂愈，须久服为佳。亦治产后腹痛，大是妇人仙药，常服资血调气。

愈风散

治产后中风，口噤，牙关紧急，手足瘈疭。

荆芥穗轻焙过，一两，细末，每服二钱，温酒调下。

《经验》《产宝》皆有此方。陈选方中用举卿、古拜二味，盖切脚隐语以秘之也。此药委有奇效神圣之功。大抵产室但无风为佳，不可衣被帐褥太暖，太暖即汗出，汗出则腠理开，易于中风，便致昏冒。曾记有一妇人，产后遮护太密，阁内更生火。睡久及醒，则昏昏如醉，不省人事，其家惊惶。医用此药，佐以交加散。嘱云："服之必睡，睡中必以左手搔头，觉必惺矣。"果如其言。

交加散

治妇人荣卫不通，经脉不调，腹中撮痛，气多血少，结聚为癥，产后中风。

生地黄 五两，研，取汁 生姜 五两，研，取汁

右交互用汁浸一夕，各炒黄渍，汁尽为度，末之。寻常腹痛酒调下三钱，产后尤不可缺。

治妇人诸般淋方

苦杖根俗呼为杜牛膝，多取净洗，碎之，以一合用水五盏，煎一盏，去滓，用麝香、乳香少许，研调下。

鄞县武尉耿梦得。其内人患砂石淋者，十三年矣，每漩痛楚不可忍，溺器中小便下砂石，剥剥有声，百方不效。偶得此方啜之，一夕而愈，自所见也。

半夏散

治妇人血运血迷，败血冲心，昏闷不省人事。

半夏末，如豆大许，以竹管吹入鼻中立醒。

蒲黄散

治产后出血太多，虚烦发渴。

真蒲黄末二钱，饮下，渴燥甚，新汲水下。

护胎方

治妊娠时气身大热，令子不落。

伏龙肝为末，水调涂脐下二寸。干则易，瘥即止。又取井中泥涂心下，干则易。

又方：

浮萍 干　川朴硝　蛤粉　大黄 碎，微炒　蓝根 各一两

上为末，水调封脐上。安胎解烦热，极妙。

芎羌汤

妇人患头风者，十居其半，每发必掉眩，如在车上，盖因血虚肝有风邪袭之尔。《素问》云："徇蒙招摇，目眩耳聋，上虚下实，过在足少阳厥阴，甚则归肝。"盖谓此也。予尝处此方以授人，比他药捷而效速。

川芎 一两，洗　当归 三分，洗，去芦，薄切，焙干，秤　羌活 洗，去芦　旋覆花　细辛 华阴者，去叶　蔓荆子 拣　石膏 生　藁本 去苗，净洗　荆芥穗　半夏曲 炙　防风 去钗股　熟地黄 酒洒，九蒸九曝，焙干　甘草 各半两，炙

上为末，每服二钱，水一大盏，姜五片，同煎至七分，去滓温服，不拘时候。

妇人产后有三种疾，郁冒则多汗，多汗则大便秘，故难于用药。唯麻子苏子粥，最佳且稳。

苏子麻子粥

紫苏子、大麻子二味各半合，净洗研极细，用水再研取汁一盏。分

二次煮粥啜之。

此粥不唯产后可服，大抵老人诸虚人风秘，皆得力。尝有一贵人母年八十四，忽尔腹满头疼，恶心不下食，召医者数人议，皆供补脾进食，治风清利头目药。数日，疾愈甚，全不入食，其家忧惧，恳予辨之。予诊之曰："药皆误矣。"此疾只是老人风秘，脏腑壅滞，聚于膈中，则腹胀恶心不喜食；又上至于巅，则头痛神不清也。若得脏腑流畅，诸疾悉去矣。予令作此粥。两啜而气泄，先下结屎如胡椒者十余，后渐得通利，不用药而自愈。

当归散

治妇人天癸已过期，经脉不匀，或三四月不行，或一月再至，腰腹疼痛。《素问》云："七损八益。"谓女子七七数尽而经脉不依时者，血有余也，不可止之，但令得依时不腰痛为善。宜服此，当归散。

当归 洗，去芦，薄切，焙干，秤　川芎 洗　白芍药　黄芩 去皮。各锉、炒。各一两　白术 半两　山茱萸 一两半，连核用

上细末，每服二钱，酒调下，空心食前，日三服。如冷去黄芩加桂一两。

大枣汤

治妇人脏躁。

甘草 三两，炙　小麦 一升　大枣 十个

上㕮咀，以水六升，煮三升，去滓温分三服。亦补脾气。乡里有一妇人数欠伸，无故悲泣不止，或谓之有祟，祈禳请祷备至，终不应。予忽忆《金匮》有一证云：妇人脏燥悲伤欲哭，象如神灵所作，数欠伸者，麦甘大枣汤。予急令治药，尽剂而愈。古人识病制方，种种妙绝如此，试而后知。

鹿屑汤

治妊娠热病,胎死腹中。

鹿角屑一两,水一碗,葱白五茎,豆豉半合,同煎至六分,去滓,温,分二服。

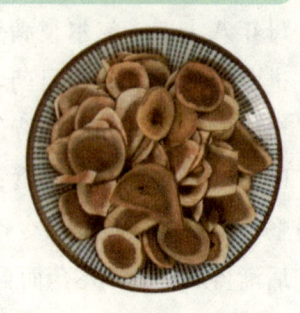

鹿角

蓖麻催生法

治妇人生产数日不下,及胞衣死胎不下者方。

用蓖麻子七粒去壳,研如泥,涂足心,才下便急洗去。此崔元亮《海上方》,人但未知耳。政和中一乡人,内子,产二日不下。予令漫试之,一涂俄顷便下。自后常用极验。

小儿病

凡候小儿脉，当以大指按三部。一息六七至为平和，十至为发热，五至为内寒。脉紧为风痫，沉缓为伤食，促急为虚惊，弦急为气不和，沉细为冷，浮为风，大小不匀为恶候、为鬼祟，浮大数为风、为热，伏结为物聚，单细为疳劳。凡腹痛多喘呕而脉洪者，为有虫。浮而退，潮热者，胃寒也，温之则愈。予尝作歌以记之。歌曰：

小儿脉紧风痫候，沉缓食伤多吐呕。
弦急因知气不和，急促虚惊神不守。
冷则沉细风则浮，牢实大便应秘久。
腹痛之候紧而弦，脉乱不治安可救。
变蒸之时脉必变，不治自然无过缪。
单细疳劳洪有虫，大小不匀为恶候。
脉浮而迟有潮热，此必冒寒来内寇。
泻痢浮大不可医，仔细斟量宜审究。

【点评】"变蒸"初见于《脉经》，《脉经》曰："小儿是其日数应变蒸之时，身热而脉乱，汗不出，不欲食，食辄吐见者，脉乱无苦也。"《诸病源候论》云："小儿变蒸者，以长血气也。"变蒸学说主要阐释小儿的生长发育规律，解释婴幼儿生长发育期间的生理现象，不是病候，而是自然的生理现象。

但明代张景岳《景岳全书·小儿则》提到："既生之后，凡长养之机，则如月如苗，一息不容有间。百骸齐到，自当时异而日不同，岂复有此先彼后，如一变生肾，二变生膀胱，及每变必三十二日之理乎？又如小儿之病与不病，余所见所治者，盖亦不少，凡属违和，则不因外感，必以内伤，初未闻有无因而病者，岂真变蒸之谓耶？……虽有暗变之说，终亦不能信然。"再如，《幼幼集成·变蒸辨》："予临证四十余载，从未见一儿依期作热而变者。有自生至长，未尝一热者，有生下十朝半月而常多作热者，岂变蒸之谓乎？"他认为：后贤毋执以为实，而以正病作变蒸，迁延时日，误事不小。

凡婴儿未可脉辨者，俗医多看虎口中纹颜色与四肢冷热验之，亦有可取。予亦以二歌记之。

虎口色歌曰：

紫风红伤寒，青惊白色疳。
黑时因中恶，黄即困脾端。

冷热证歌曰：

鼻冷定知是疮疹，耳冷应知风热证。
通身皆热是伤寒，上热下冷伤食病。
若能以色脉参佐验之，所得亦过半矣。

睡惊圆

治小儿一切惊疳食积风痫之证。

使君子五十个，烧存性　香墨枣大一块　金银箔各五片　腻粉二钱

上先研使君子、墨二味，细，次入金银箔于乳钵内同研，次入腻粉并麝香少许，研令极细匀，稀糊圆如桐子大，阴干。每服一圆，薄荷汤磨下。一岁以下半圆，一名青金丹。乡里有一士人家，货此药日得数千钱，已百余年矣。

麦门冬散

治小儿呕吐，脉数有热。

麦门冬用水浸去心，焙　半夏曲炙　人参去芦　茯苓去皮，各三钱　甘草一分，炙

上细末，每服二钱，水一盏，姜三片，煎五分，去滓温，日二三服。

白术散

治小儿呕吐，脉迟细有寒。

白术　人参去芦。各二钱　半夏曲炙，三钱　茯苓去皮　干姜炮　甘草炙。各一钱

上细末，每服二钱，水一盏，姜三片，枣一枚，煎至七分，去滓温，日二三服。

调中圆

治小儿久伤脾胃，腹胀。

干姜炮　橘红　白术　茯苓去皮　木香　缩砂仁　官桂去粗皮，不见火　良姜各等分

上细末，糊圆麻子大，每服二三十圆，食后熟水下。

芎朴圆

治小儿疳瘦，泻白水，腹膨胀。

芎䓖　厚朴去粗皮，生姜汁炙。各一两　白术半两

上细末，炼蜜圆小弹子大，每服一圆，米饮化下。三岁以下半圆。

消积圆

治小儿食积，口中气温，面黄白，多睡，大便黄赤臭。

缩砂十二个　丁香九个，不见火　乌梅肉三个　巴豆一个，去皮、膜、油

上细末，糊圆黍米大。三岁以上五六圆，三岁以下二三圆。温水下，无时。

大凡小儿身温壮，非变蒸之候，大便白而酸臭，为胃有蓄冷。宜圆药消下，后服温胃药。若身温壮，大便赤而酸臭，为胃有蓄热。亦宜圆药消下，后服凉胃药。无不愈。

捻金散

治小儿麻豆疮欲出，浑身壮热，情绪不乐，不思饮食。服此可以内消，仍令疮无瘢痕。

紫草茸　升麻　糯米各半两　甘草一分，炙

上粗末，每服四钱，水一盏，煎至六分，去滓温服，并滓再作一服。此疗疮疹奇方。

扁银圆

治小儿急慢惊风积痫。

青黛三大钱　水银一皂子大，同黑铅炒结成砂子　寒食面　黄明胶炒令焦，为末。各二钱　轻粉抄五钱　雄黄水飞　粉霜　朱砂各一钱，水飞　巴豆二十一个，去皮、膜、油　脑麝少许

上都研细匀，滴水圆如麻子大，捏令扁，曝干，瓷盒盛。一岁一圆，随意加减。前皂子汤送下，不得化破。

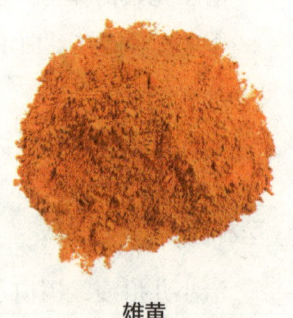

治小儿有阳痫、阴痫、慢脾风三证，皆搐搦上视。阳痫者，俗所谓急惊也；阴痫者，俗所谓慢惊也。皆可随证治之。唯慢脾风因吐泻脾胃受风为难治，难得药。近世多用生附子及青州白圆子、金液丹，今用之如醒脾圆，皆要药也。

雄黄

青州白圆子

天南星三两　半夏七两　白附子二两　川乌半两，生，去皮脐

上四味，生捣为末，生绢袋盛，井花水摆，如有未出者，更以手揉令出尽。放磁盆中以清水浸，日晒夜露，逐日换水搅。春五日、夏三日、秋七日、冬十日，去水晒干再研匀，煎糯米粉作清粥，圆如绿豆大。瘫痪风温酒下三十圆，日三服，服至三日后，入浴当有汗，便能舒

展，服经三五日，呵欠是应。常服十粒，永无风痰膈壅之患。小儿薄荷汤化下三二圆。

金液丹（已见第九卷）

醒脾圆

治小儿慢脾风，因吐利后虚困昏睡，欲生风痫。

厚朴去粗皮，姜汁炙　白术　天麻去芦　舶上硫黄各半两　全蝎去毒　防风去钗股　人参去芦　官桂去粗皮，不见火。各一分

上为末，酒浸蒸饼和圆，如鸡头大，每服一圆，捶碎温米饮下。

又方：

全蝎二个，青薄荷叶裹煨　白术指面大二块　麻黄长五寸十五条，去节

上细末，二岁以下一字，三岁以上半钱，薄荷汤下，量大小加减服。

人参散

治脾风多困。

人参去芦　冬瓜仁各半两　天南星一两，切片，用浆水、姜汁煮，略存性

上细末，每服一钱，水半盏，煎二三分，温服。

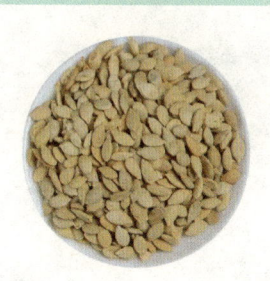

冬瓜仁

蝎梢圆

治小儿胎虚气弱，吐利生风，昏困嗜卧，或时潮搐。

全蝎微炒　白附子煨制。各半两　通明硫黄一两　半夏一两，切片，姜汁制，焙干

151

上细末，姜汁糊圆如麻子大，每服三十粒，荆芥汤下，更看大小加减服。

龙齿散

治小儿拗哭。

羌活去芦　龙齿　蝉壳去头、足　钩藤有钩子者　茯苓去皮　人参去芦　各等分

上为末，每服一大钱，水一大盏，煎六分，去滓温服。